Hans-Richard Heiligtag

Krebs besser verstehen

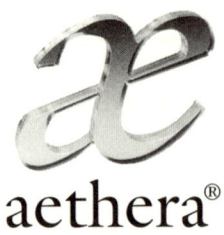

aethera®

die heilenden Kräfte im Menschen stärken,
die Bildung des eigenständigen Urteils unterstützen,
die Initiativbereitschaft von Patienten und Verbrauchern fördern.

An der Herausgabe des aethera-Programmes wirken mit:
der Verein für Anthroposophisches Heilwesen,
die Heilmittelfirma Weleda, die Gesellschaft Anthroposophischer Ärzte
und die Medizinische Sektion am Goetheanum.

Über dieses Buch: Dieser Ratgeber zur Krebskrankheit möchte all denen, die auf der Suche nach neuen Wegen in der Behandlung der Krebserkrankung sind, Hilfestellung geben. So werden neue Gedanken über Krankheitsentstehung, Therapie und Heilungsmöglichkeiten vorgestellt, die für den individuellen Umgang mit der Krankheit Stütze und Hilfe sein können. Dabei wird deutlich, was die anthroposophisch erweiterte Medizin zur Beantwortung der zahlreichen Fragen, die im Zusammenhang mit der Krebserkrankung auftreten, beitragen kann.

Der Autor: Hans-Richard Heiligtag, geboren 1949 in Rendsburg, Schleswig-Holstein. Ausbildung zum Buchhändler, Studium der Germanistik und nordischen Philologie. Krankenpflegediplom. Studium der Medizin an der Universität Kiel, Tätigkeit in verschiedenen Fachrichtungen. Uniklinik Kiel und Kreiskrankenhaus Rendsburg. Seit 1983 Arzt an der Lukas Klinik in Arlesheim / Schweiz.

Hans-Richard Heiligtag

Krebs besser verstehen

Ein Ratgeber aus der Sicht der
anthroposophisch erweiterten Medizin

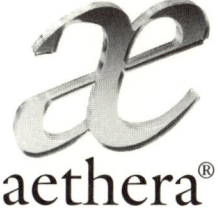

aethera®

Wichtiger Hinweis: Dieses Buch kann den Arzt nicht ersetzen. Die Behandlung der Krebskrankheit gehört in die Hand des Arztes. Für die Entscheidung, welches Präparat in welcher Rhythmik und in welcher Dosierung jeweils zur Anwendung kommt, braucht es den Rat und die Verordnung durch eine erfahrene Ärztin oder einen erfahrenen Arzt.

Die Nennung von Handelsnamen oder Warenbezeichnungen geschieht im Rahmen der allgemeinen Pressefreiheit ohne Rücksicht auf Erzeugerinteressen; eine Werbeabsicht ist damit keinesfalls verbunden. Für die Anwendungshinweise sowie für die Wirkung der Präparate wird keine Gewähr übernommen. Eine Haftung von Seiten des Autors oder Verlags für Personen-, Sach- und Vermögensschäden ist ausgeschlossen.

Die Angaben in diesem Buch sind weder bestimmt noch geeignet, einen notwendigen Arztbesuch zu ersetzen.

Für Fragen an den Verlag oder Autor benutzen Sie bitte die dem Buch beiliegende Antwortkarte.

Der Autor und der Verlag

1. Auflage 1999
aethera im Verlag Freies Geistesleben & Urachhaus GmbH
Landhausstr. 82, 70190 Stuttgart
Internet: www.aethera.de
ISBN 3-7725-5007-X
© Verlag Freies Geistesleben & Urachhaus GmbH, Stuttgart
Umschlagbild: © Okapia
Druck: Offizin Chr. Scheufele, Stuttgart

Inhalt

Ein Wort zu Beginn …

Auf der Suche nach Antworten? – Die anthroposophische Medizin kann dazu beitragen.

… an Sie, liebe Leserin und lieber Leser. Dass Sie dieses Buch in Händen halten, kann verschiedene Gründe haben. Wahrscheinlich sind Sie direkt oder indirekt von der Krebskrankheit betroffen. So sind Sie auf der Suche nach umfassenden Informationen, die nicht bei eingleisigen Erklärungen stehen bleiben. Vielleicht sind Sie unzufrieden mit jenen scheinbar klaren Aussagen über die Krankheit und ihren Verlauf, wie Sie sie zu hören bekamen. Unter Umständen haben Sie auch die Argumente für eine vorgeschlagene Therapie nicht überzeugen können. Vielleicht haben Sie sogar solche Argumente kaum zu hören bekommen, sondern lediglich den Hinweis, die vorgeschlagene Behandlung sei die Standardtherapie, auf die Fachleute sich schließlich geeinigt hätten.

Womöglich hat man Sie als «unbequem» empfunden, weil Sie es wagten nachzufragen, weil Sie mehr wissen wollten. Auch wenn Sie wissen, dass die Krebskrankheit immer noch viele ungelöste Probleme mit sich bringt, möchten Sie sich doch weitere Gedanken über ihre Entstehung, Therapie und Heilungsmöglichkeiten machen. Sie suchen nach Stützen und Hilfen für Ihren individuellen Weg im Umgang mit diesem Krankheitsgeschehen.

So etwa lässt sich zusammenfassen, was die Menschen bewegt, die mir seit vielen Jahren in der klinischen und ambulanten Behandlung begegnen. Immer wieder gilt es die zahlreichen, nur zu verständlichen Fragen zu beantworten. Schließlich haben die Menschen ein Recht zu erfahren, was die anthroposophisch erweiterte Medizin zu ihrer Beantwortung beitragen kann. Einerseits können oberflächliche Antworten nicht befriedigen, andererseits fehlt es an der nötigen Ruhe, um die zum Teil umfangreichen Werke zu diesem Thema zu studieren, die von ihren Lesern einiges an Geduld erfordern.

Mit diesem Band der Reihe aethera wagen wir es, so knapp wie möglich das zu schildern, was ein spirituelles Verständnis der Krebskrankheit eröffnet. Um nun aber übersichtlich zu bleiben, haben wir bewusst auf all jene Abhandlungen verzichtet, die sich grundsätzlich mit dem Karzinom auseinandersetzen und die in den entsprechenden Standardwerken nachzulesen sind (siehe Literaturliste).

Das Ziel: ein spirituelles Verständnis der Krebskrankheit

Dieser Leitfaden ist aus der Praxis heraus entstanden und bezieht sich auch auf sie, daher kommen immer wieder Patienten zu Wort und zur Darstellung. Patientin und Patient sind es schließlich, von denen wir therapeutisch Tätige am meisten lernen dürfen. Wenn sie uns erlauben, ihnen auf ihrem jeweils besonderen Wege zur Seite zu stehen, können wir immer wieder feststellen, wie vielschichtig die Wahrheit über die Krebskrankheit eigentlich ist und wie unpassend es ist, sich auf simple Antworten zurückzuziehen.

Dieser Leitfaden ist aus Gesprächen mit Patienten entstanden

Der folgende Text ist damit die schriftliche Fortsetzung unzähliger Gespräche. Diese haben nicht nur von Mensch zu Mensch unter vier Augen stattgefunden, sondern auch regelmäßig in Gesprächsgruppen mit PatientInnen und Angehörigen. Möge dieses Gespräch durch diesen Ratgeber eine Bereicherung erfahren und möge es sich ständig lebendig weiterentwickeln.

Jeder Pfeil, den ich abschoss,
  traf mich in Gott.
Mit der wunden Hand geh ich, den Stock
  zu streicheln, der mich schlug:
Was wir finden werden?
– Den Menschen.

Hermann Kükelhaus

Wie kann ich meine Krebskrankheit besser verstehen lernen?

Diagnose Krebs! Das ist ein erschütternder Moment im Leben des betroffenen Menschen. Eine Vielzahl von Gedankenverbindungen entstehen, die sich alle aus der Bösartigkeit dieser Krankheit ergeben. Ängste werden wach. Fragen wie: Warum gerade ich? oder: Wie soll es nun bloß weitergehen? drängen sich auf. Dass das Wort «Krebs» schlimmste Befürchtungen weckt, hat viele Gründe; Gründe, die sich einerseits an der Krankheit selbst, andererseits aber auch an Erlebnissen und Vorstellungen bezüglich der Therapie festmachen. Das Düstere, das diese Diagnose umgibt, setzt sich oftmals zusammen aus einem Gewebe von Halbwahrheiten, Vorurteilen und Ungenauigkeiten, von denen wir heute überall umgeben sind.

Krebs ist anders

Wenn es gelingt, nach dem ersten Schock eine gewisse innere Ruhe wiederzugewinnen und mit Umsicht auf die tatsächliche Krankheit und die möglichen Therapien zu blicken, dann geschieht immer wieder Erstaunliches. Die Betroffenen stellen fest, dass die Situation so aussichtslos wie ursprünglich angenommen gar nicht ist, dass es vielfältige Hilfsmöglichkeiten gibt und dass man sich sehr wohl die Zeit nehmen darf, seinen eigenen Weg mit der Krankheit zu finden. Auf diesem Wege macht der eine oder andere mit der Erkrankung auch Erfahrungen, die er später nicht mehr missen möchte. Er lernt sich auf neue Weise kennen, erlebt, wie durch diese Herausforderung Kräfte mobilisiert werden, die ihm eine Hilfe sind, und erfährt, wie er selbst dazu beitragen kann, die Krebskrankheit zu überwinden oder zumindest so im Griff zu halten, dass ein lebenswertes Leben weiter möglich ist. Solche Erfahrungen münden dann immer wieder in ganz erstaunliche Krankheitsverläufe. Es finden Entwicklungen statt, die auch von rein medizinischer Seite ursprünglich gar nicht für möglich gehalten wurden und die dann zu der Erkenntnis führen, dass das Verständnis, das sich im ersten Moment aufgedrängt hatte, falsch war und dass man sich eigentlich sagen muss: Krebs ist anders.

Was mit diesem Anderssein gemeint ist, mag ein konkretes Beispiel verdeutlichen:

Eine Krankengeschichte:

Gabriele B. steht staunend vor ihrer eigenen Entwicklung. Vor fast fünf Jahren stellte man einen schon fortgeschrittenen Darmkrebs fest und heute geht es ihr so gut wie kaum je zuvor in ihrem Leben. «Ohne die Krebserkrankung hätte ich diese günstige Entwicklung niemals machen können», sagt sie, und in ihrer Stimme klingt eine gewisse Dankbarkeit mit. Was war geschehen? Wie kam es, dass sie auf ein bösartiges Krankheitsgeschehen so positiv zurückblickt?

Im Jahre 1992 war die damals 43-jährige Frau seelisch und physisch am Ende ihrer Kräfte. Ihren geliebten Beruf als Journalistin hatte sie wegen der Kinder gut zehn Jahre zuvor aufgegeben. Jetzt war sie mit der Erziehung der beiden Pubertierenden völlig überfordert, zumal sie vom Ehemann nicht nur allein gelassen, sondern durch sein Verhalten noch zusätzlich belastet wurde.

Seit fast zwei Jahren hatte ihr Appetit nachgelassen, Schlafstörungen stellten sich ein. Gewichtsverlust, Nervosität und immer häufigere Kopfschmerzen waren die Folge. Auch im seelischen Verhalten erkannten Freunde die früher so lebenslustige Gabriele nicht wieder. In depressiver Verfassung ertappte sie sich selbst bei dem Gedanken, «die Nase voll zu haben». Sie spürte damals, so konnte es nicht mehr weitergehen und wenn doch, dann würde etwas Schlimmes passieren.

So deutlich sie dies spürte, so überraschend traf sie die Krankheit dann aber doch. Ohne zuvor je Bauchprobleme gehabt zu haben, wurde sie plötzlich von so heftigen Bauchschmerzen geplagt, dass sie mit Blaulicht ins Krankenhaus gebracht wurde. In einer sofort durchgeführten Notfalloperation stellte sich ein großer Dickdarmkrebs heraus, der jetzt zu einem Darmverschluss geführt hatte. Der Tumor war schon so weit fortgeschritten, dass die behandelnden Ärzte die Aussichten für unsere Patientin in düsteren Bildern zeichneten.

Gabriele B. reagierte nun, nachdem sie sich von der Operation leidlich erholt hatte, ganz anders, als ihre Umwelt und letztlich auch sie selbst es erwartet hatten. Statt sich dem Krankheitsgeschehen passiv hinzugeben, begann sie, neue, lebendige Initiative zu zeigen. Nicht der Hinweis auf ihre verfahrene Lebenssituation war zu hören, sondern eine eifrige Suche nach Hilfe begann. Alle Depression fiel von ihr ab und wich einer Lebensfreude, wie sie seit Jahren nicht zu erleben war.

Ihre Suche hatte Erfolg. Sie fand Ärzte, die ganz individuell auf sie eingingen und ihr auf ihrem Weg beistanden. Eine Therapie wurde eingeleitet, deren Ergebnis überraschend und überzeugend zugleich war. Seelisch und körperlich kam sie zügig zu neuen Kräften. Durch den Schock der bösen Krankheit lernte sie den Alltag neu erleben. Wesentliches war von Unwesentlichem leichter zu trennen. Dies half ihr, die täglichen Anforderungen wieder so zu meistern, dass auch für sie selbst noch Raum und Kraft blieb. In den früheren Beruf kehrte sie zwar nicht zurück, aber sie entwickelte so viel Energie und Lebensfreude, dass sie noch eine Ausbildung machte, mit der sie dann im sozialen Bereich tätig wurde. So wurde es schließlich möglich, dass sie ihre eigenen guten Erfahrungen in der Betreuung schwer kranker Menschen anwandte.

Wie ging es mit ihrer eigenen Krankheit weiter? Die schlimmen Befürchtungen bestätigten sich nicht. Aber das Damoklesschwert war nicht so leicht zu verbannen. In den Kontrolluntersuchungen fand sich zwar kein erneutes Tumorwachstum, aber über Jahre hin war ein entscheidender Blutwert konstant erhöht. Erst nach fast vier Jahren normalisierte er sich zusehends und ist jetzt seit zwei Jahren ganz in Ordnung.

«Durch die Krankheit habe ich zu mir selbst gefunden.»

In der Freude über das Erreichte blickt man auf die Entschlossenheit, mit der die Patientin ihren Weg gegangen ist. Sie selbst führt ihre Gesundung darauf zurück, zur rechten Zeit die richtigen Therapien gefunden zu haben. Froh ist sie darüber, dass sie Therapeuten fand, die auf sie und ihre besonderen Belange einzugehen verstanden und nicht versuchten, ihr einen eingleisigen Behandlungsweg aufzuzwingen. Heute sagt sie: «Für mich war diese böse Krankheit eigentlich gar nicht so bösartig. Sie war eher eine Krise in meinem Leben, durch deren Überwindung ich überhaupt erst zu mir selbst, zu meinem heutigen erfüllten Leben habe finden können.» Gabriele B. macht heute anderen Patientinnen und Patienten Mut, einen außergewöhnlichen Weg zu suchen und zu beschreiten, einen Weg, auf dem die Kraft entwickelt wird, die Bösartigkeit der Krebskrankheit zu überwinden und auf eine gute und vielleicht sogar reichere Zukunft zuzuarbeiten.

Von den Bausteinen des Weges berichtet dieses Buch. Es möchte damit alle, die betroffen sind oder sich betroffen fühlen, ermutigen, neben den konventionellen Methoden auch die Möglichkeiten zum Beispiel einer Misteltherapie oder der künstlerischen Therapie gezielt einzusetzen. Die Erfahrung zeigt darüber hinaus, dass es neben aller sinnvollen Therapie hilfreich ist, sich um ein Verständnis der Erkrankung zu bemühen. Auch für die Beantwortung solcher Fragen bemühen wir uns, Anregungen zu geben. *Ermutigung*

Gibt es einen hoffnungsvollen Weg zwischen Resignation und Überforderung?

Nicht nur für den Laien, sondern auch für erfahrene Fachleute wird das Dickicht der Krebsmedizin immer undurchdringlicher. Ständig erreichen uns Nachrichten von neuen Krebsheilmitteln, mit deren Einsatz sich diese oder jene Hoffnungen verbinden. Tatsächlich hat ja in den vergangenen 20 bis 30 Jahren eine enorme Entwicklung stattgefunden, und es darf nicht übersehen werden, dass im einen oder anderen Einzelfall dank des Einsatzes der Chemie heute eine Hilfe möglich ist, wo sie früher noch nicht gegeben werden konnte. Dennoch müssen auch die entschiedensten Verfechter einer Zytostatikabehandlung heute ernüchtert feststellen, dass der eigentliche Durchbruch, auf den man zu Beginn gehofft hatte, nicht zu erreichen war. *Im Dickicht der Krebsmedizin*

Rein zahlenmäßig betrachtet, steht die Krebskrankheit heute mit der gleichen Dringlichkeit vor uns wie zu Beginn der chemotherapeutischen Entwicklungen. Dieser Umstand allein sollte genügen, uns auf die Suche nach anderen Lösungsansätzen zu begeben. Ist der Denkansatz, der sich nur auf die erkrankte, entartete, bösartig gewordene Zelle bezieht, vielleicht zu einseitig? Selbstverständlich *Der zellbezogene Denkansatz führt nur zu einer Teilwahrheit* muss es unser Ziel sein, die Ansammlung dieser entarteten Zellen, den Tumor, zu beseitigen, zu überwinden. Wenn man nun aber sein zellbezogenes Denken so weit auf die Spitze treibt, dass man meint, auch die *Ursache* für die Tumorentwicklung in der Zelle auffinden zu müssen, kann dies schnell dazu führen, alle sonstigen Faktoren zu übersehen oder sogar von der Hand zu weisen.

Die Idee, dass das Krebsgeschehen letztlich nur ein Symptom ist, das auf viel umfassendere Zusammenhänge und Geschehnisse hinweist, muss dem Zellpathologen merkwürdig erscheinen, da er doch in der Zelle die Krankheit findet und so den Blick nicht von ihr abwenden möchte. Die Einseitigkeit eines solchen Denkansatzes wird spätestens dann deutlich, wenn das gesteckte Ziel, die Beseitigung, das Ausmerzen des Tumors, nicht mehr so ohne weiteres erreicht werden kann. Wenn die Möglichkeiten von Operation, Chemotherapie und Strahlentherapie ausgeschöpft sind und immer noch Tumoren oder Metastasen bestehen bleiben, kommt zwar folgerichtig, aber sehr schwerwiegend der Schluss: Wir können jetzt nichts mehr tun. Angst und Resignation machen sich breit, wenn nach dem Prinzip «alles oder nichts» über den Therapieerfolg und damit die Zukunft des Patienten geurteilt wird.

Auch äußere Einwirkungen genügen nicht zur Erklärung

In gleicher Weise einseitig muss die Suche nach den Ursachen bleiben, wenn man sie nur in Mechanismen zu finden glaubt, die direkte Einwirkung auf die Zelle haben. Äußere Traumata oder Umweltgifte werden genannt. Auf die schädigende Wirkung von Genussmitteln wird hingewiesen. So kam schließlich ein großer deutscher Krebskongress auch nicht zu mehr als dem seit langem bekannten Resultat, dass man bezüglich der Krebsverursachung einzig die Aussage machen dürfe: Das Rauchen fördert die Entstehung des Lungenkrebses (Bronchialkarzinom).

Das Ergebnis: Resignation

Zusammenfassend lässt sich mit aller Vorsicht Folgendes sagen: Die Untersuchung der Krebszelle im Hinblick auf ein Verständnis der Krankheit führt nur zu einer Teilwahrheit. Versucht man, den Fragen von Krebsentstehung, Krebsbehandlung und Krebsheilung aufgrund dieser Teilwahrheit nahe zu kommen, stößt man bald an Grenzen, die Resignation hervorrufen.

In den letzten Jahren werden nun ganz andere Stimmen immer lauter und zahlreicher, die sich aus anderer Richtung dem eben genannten Problem zu nähern versuchen. «Psychotherapie gegen den Krebs», so lautet der Titel eines erfolgreichen und sehr lesenswerten Buches, in dem eindrucksvoll geschildert wird, wie nun auf andere Weise, nicht durch Operation, Chemie und Strahlen, sondern durch die Behandlung der Seele des erkrankten Menschen therapeutische Hilfe gegeben wird. Dieses Buch ist ein besonders qualifiziertes Beispiel aus einer Fülle von Literatur, die uns heute zur Verfügung steht.

«Psychotherapie gegen den Krebs»

Die Vertreter dieser Richtung nehmen statt der äußeren Noxen, nach denen der Naturwissenschafter Ausschau hält, die sogenannten inneren Noxen ins Visier, die sie für die eigentlichen und tieferen Ursachen der Krebserkrankung halten. Dies erscheint uns sympathisch und menschlicher als die auf die rein physische Sicht beschränkte Theorie. Es wird dargestellt, wie es für jeden Menschen wesentlich ist, die Aufgabe in seinem Leben zu finden, die für ihn richtige Melodie seines Lebens zu singen bzw. zu spielen. Wenn äußere oder innere Umstände uns hieran hindern, führt dies zu Belastungen und schließlich zu Kränkungen, die nur eine gewisse Zeit vom Organismus ertragen und ausgeglichen werden können. Diese seelischen Beeinträchtigungen wirken bis ins Physische des Menschen, also auch bis ins zellulare Geschehen hinein und verursachen letztlich Erkrankungen, wie zum Beispiel den Tumor. Folgerichtig wird nun auch in der Therapie der Hebel am Seelischen (Psychotherapie) angesetzt. Man versucht hier, neue Kräfte zu mobilisieren, die es ermöglichen, dass die Persönlichkeit die verhinderte Entwicklung nun doch noch nachholt oder korrigiert, um so zu sich selbst oder zu dem, was eigentlich innerstes Anliegen in diesem Leben ist, zu finden.

Innere «Vergiftungen» als Ursache der Krebserkrankung

Dass dies möglich ist, beweisen zahlreiche Schilderungen von Patientinnen und Patienten, denen auf diese Weise geholfen wurde. So tritt neben die rein mechanisch-physische Vorgehensweise der konventionellen Medizin eine zweite Behandlungsart mit einem gänzlich anderen Konzept, bei dem die seelische Gesundung des betroffenen Menschen an die erste Stelle gerückt wird.

Gefahren des einseitig psycho-therapeutischen Ansatzes

Aber auch dieses Vorgehen birgt seine Gefahren, wenn es in zu großer Einseitigkeit zur Anwendung kommt. Besonders erschütternd ist es dort, wo die Einseitigkeit so auf die Spitze getrieben wird, dass unter Umständen hilfreiche und aussichtsreiche Maßnahmen gegen den Tumor verhindert werden mit dem Hinweis darauf, dass hierin ja nicht die eigentliche Ursache liege. So kann aus einem durchaus richtigen Beitrag zum Verständnis des Krebsgeschehens ein trauriges Kapitel werden. Dies sei mit aller Deutlichkeit gesagt: Wo immer eine Operation sinnvoll und erfolgversprechend ist, sollte diese auch durchgeführt werden. Keinesfalls darf eine solche Maßnahme dadurch verhindert werden, dass man über das physische Geschehen hinaus auch noch andere Wirksamkeiten im Menschen wahrnimmt und berücksichtigen möchte. Wir sehen, auch hier gilt es, Missverständnisse mit schlimmen Auswirkungen zu vermeiden.

Schuld- und Versagensgefühle

Die psychische Betreuung des krebskranken Menschen hat im idealen Fall das Ziel zu unterstützen und auch auf dieser für die Lebensqualität so wichtigen Ebene Stärkendes beizutragen. Leider berichten aber auch hier nicht selten Patientinnen und Patienten von unglücklichen Erfahrungen. Erfahrungen, die sie eher als hinderlich denn als förderlich empfinden. Ein ungeschickter Umgang mit der seelischen Ebene des Menschen kann allzu leicht Schuld- und Versagensgefühle auslösen, und so münden immer wieder die eigentlich gut gemeinten Wege in Empfindungen, die mit dem Begriff «Überforderung» umschrieben werden. Wieder sehen wir uns einer Einseitigkeit gegenüber, wenn eine seelische Not statt beseitigt hervorgerufen wird. Die Not besteht darin, dass man es als eine Überforderung empfindet, durch Auffinden und Überwinden der Knoten und Schwierigkeiten im eigenen Seelischen die Heilung selbst herbeiführen zu müssen.

Zwischen Resignation und Überforderung

Wenn man die Krankheit nur körperlich versteht und sie entsprechend behandelt, entsteht allzu oft Resignation. Wenn man die Krankheit ausschließlich als seelisch verursacht erlebt und lediglich auf dieser Ebene eine Heilung für möglich hält, führt dies immer wieder zur Überforderung.

Da wir aber gesehen haben, dass mit einer konventionellen, am Körperlichen orientierten Behandlung durchaus einiges erreicht werden kann, und da wir weiter sahen, dass die Berücksichtigung der seelischen Anteile der Krankheit und des Patienten bedeutsam ist und Hilfe zu bringen vermag, muss uns die Frage bewegen, wie man den Schwierigkeiten, die sich aus der jeweiligen Einseitigkeit ergeben können, begegnet. Eine umfassende Sicht fordert das Einbeziehen von Körper und Seele, und sie fordert noch mehr als das.

Die Verbindung zwischen dem Physischen und dem Seelischen des Menschen finden wir in seiner Lebensorganisation, einem dritten Glied der Menschennatur, das ebenfalls zu berücksichtigen ist. Wie diese menschliche Dimension in der Krebskrankheit sowohl von unten wie auch von oben her angegriffen wird und deswegen für den Heilvorgang besonderer Berücksichtigung bedarf, werden wir später noch sehen. – Zunächst sei einmal zur Abrundung darauf noch hingewiesen, dass allzu leicht auch bei einer psychoonkologischen Betrachtungsweise der geistige Anteil als ein viertes Glied des Menschen vergessen wird. Das Verbindende des Lebendigen und das übergeordnete Zusammenfassende des Geistigen treten zu Leib und Seele hinzu, so dass ein ganzheitliches Menschenbild entsteht.

Überwindung der Einseitigkeiten durch ein ganzheitliches Menschenbild

Bemüht man sich, den Erkrankten auf diesen vier Ebenen wahrzunehmen, ihn zu verstehen und ihm je nach individuellem Bedarf therapeutische Hilfe anzubieten, wird jede Einseitigkeit überwunden. Dadurch wird immer wieder Erstaunliches erreicht, jenseits von Resignation und Überforderungsgefühl. Neue Hoffnungen entstehen, die sich auf ein anthroposophisches Verständnis des Menschen in Gesundheit und Krankheit gründen.

Vom Tumor zur Krebskrankheit – menschenkundliches Verständnis

Der mündige Patient will sich durch die Krankheit besser verstehen

Bei manchem Leser mag sich die Frage einstellen: Warum muss ich mich auf der Suche nach einer hilfreichen Therapie mit so vielen grundlegenden Fragen herumschlagen? Mit Themen, die ja im einen oder anderen Zusammenhang interessant sein mögen, die aber zunächst keinen direkten Nutzen für meine Besserung oder Heilung erkennen lassen? Eine solche Fragestellung ist verständlich. Und es ist gut, sich schon früh hierüber Gedanken zu machen. Tiefere Zusammenhänge werden heute allzu leicht gering geschätzt oder gar ganz von der Hand gewiesen, obwohl auf der anderen Seite die Erfahrung immer häufiger lehrt, dass der Patient desto besser auf dem Wege zur Gesundung mithelfen kann, je mehr er über sich und die Zusammenhänge seiner Krankheit Bescheid weiß.

Der oft und gern gebrauchte Begriff des mündigen Patienten darf keine leere Floskel bleiben, und es darf auch nicht sein Bewenden damit haben, dass ihm rein nüchtern und sachlich einige Untersuchungsergebnisse mitgeteilt werden. Mündigkeit muss viel weiter gehen. Sie sollte dazu führen, dass die Diagnose zu einem Aufwacherlebnis wird, das letztlich dazu führt, sich selber besser zu verstehen. Dass dies möglich ist, wird von vielen immer wieder berichtet.

Bereicherung durch die Krankheit

Im Rückblick auf eine durchgemachte Krebskrankheit hört man zum Beispiel noch nach vielen Jahren Folgendes: Dass ich damals im Rahmen der Therapie so vieles über den Menschen und letztlich über mich selbst erfuhr, hat mich ermutigt und mir auf dem nicht einfachen Weg sehr geholfen. Es hat mich aber darüber hinaus und neben der Krankheitsverarbeitung bereichert, indem es mir die Entscheidungen für meinen Lebensweg und meine Lebensgestaltung erleichtert hat. – So wollen wir jetzt dieses Menschenbild, das uns die verschiedenen Dimensionen des Krankseins verständlich macht, andeutungsweise kennen lernen.

Ein neues Menschenbild

Nehmen wir zunächst den Menschen so, wie er vor uns steht und wie wir ihn sehend, hörend, tastend, riechend usw. wahrnehmen können. Wir finden vieles an ihm, was wie zahlreiche andere Dinge in der Welt auch zählbar, wägbar, messbar ist und so den Gesetzen der Naturwissenschaft entspricht. Physikalische und chemische Abläufe können erforscht und bis in Einzelheiten hinein bestimmt werden, und es drängt sich vielleicht sogar das Bild einer hochkomplizierten Maschine auf. Dieser «physische» Leib – so nennt Rudolf Steiner diesen Menschen – bildet seine Gestalt aus einer Vielzahl von Stoffen; er gehört unter diesem Aspekt ganz der Erde an. Doch so faszinierend das Wissen über den naturwissenschaftlich erforschbaren menschlichen Körper, das ja täglich zunimmt, auch ist, so empfinden wir den Menschen hierdurch keineswegs erschöpfend erklärt und verstanden.

Der physische Leib

Das Physisch-Irdische ist nur eine Dimension, die schon nicht mehr ausreicht, wenn wir verstehen wollen, wie sich das Lebendige entfaltet, das doch zweifellos im Menschen vorhanden ist und das beispielsweise macht, dass wir wachsen, verdauen, die mit der Nahrung aufgenommenen Substanzen in menschliche Substanzen umwandeln. Überall, wo solche Prozesse stattfinden, sehen wir als Grundlage das Flüssige; das Leben kommt aus dem Wasser, heißt es. So ist in uns neben dem physischen noch ein weiterer Mensch oder ein weiterer «Leib», in der Anthroposophie Ätherleib oder Lebensleib oder auch Bildekräfteleib genannt. Er wird von den Säftebewegungen des Flüssigkeitsmenschen getragen. Und seine harmonische, ungestörte Entfaltung im physischen Körper bildet letztlich die Grundlage der Gesundheit.

Der Lebens- oder Bildekräfteleib

Den Schritt vom bloß Physischen zum Belebten tun wir in der äußeren Natur, wenn wir vom Mineralischen zum Pflanzlichen übergehen. Im Tierreich kommt uns nun noch eine dritte Qualität entgegen, eine Qualität, die in hohem Maße mit den rhythmischen Bewegungen von Ein- und Ausatmen, also mit dem Luftigen, zusammenhängt, überhaupt mit der Bildung eines Innenraumes, in

Der Seelen- oder Astralleib

dem sich verschiedene Organe herausdifferenzieren. Das ist die Voraussetzung dafür, dass sich Begierden entwickeln, Lust und Unlust das Verhalten bestimmen und ein Wesen sich im Raum nach Sympathie und Antipathie bewegen kann. So wie uns die Pflanzenwelt ein Bild unseres Lebensleibes zeigt, so die Tierwelt ein Bild unseres Seelenleibes oder Astralleibes. Seelisches Leben ist eine Qualität, die über das funktionell Lebendige hinaus geht und als eigene, dritte Dimension in uns wirksam ist.

Der Geist des Menschen – das Ich

Nun gilt es aber noch eine vierte Ebene ins Auge zu fassen, eine Ebene, über die viel gestritten wurde und wird. Eigentlich gibt es kein Ding in der Welt, das nicht in irgendeiner Weise über ein Bewusstsein verfügte, nur ist dieses Bewusstsein ganz verschieden geartet, «tiefschlafend» im mineralischen Reich, «schlafend» bei den Pflanzen, «träumend» bei den Tieren. Vom Menschen müssen wir nun sagen, dass er nicht nur wie die Tiere ein Bewusstsein hat, sondern ein Selbstbewusstsein. Diese Tatsache, die nicht wegzudiskutieren ist, erschließt eine völlig neue Dimension. Anders als auch die am höchsten entwickelten Tiere können wir «Ich» zu uns selbst sagen und uns über unser Tun und Lassen Rechenschaft ablegen; wir sind imstande, unser Denken, Fühlen und Wollen von außen zu betrachten. Dies können wir dadurch, dass wir ein Geistiges in uns spüren, ja, dass unser eigentlicher Wesenskern, unser Ich, ein Geistiges ist. Dieses Geistige wird von der Wärme in unserem Körper getragen und gehalten. Zu Erde, Wasser und Luft tritt nun als viertes Element die Wärme, das Feuer hinzu.

Element	Natur	Qualität	Wesensglied
Wärme ——	Mensch ——	Geist ——	Ich
Luft ——	Tier ——	Seele ——	Astralleib
Wasser ——	Pflanze ——	Leben ——	Ätherleib
Erde ——	Mineral ——	Körper ——	physischer Leib

Wollen wir dem Menschen – ob in Gesundheit oder Krankheit – gerecht werden, müssen wir diese vier Dimensionen berücksichtigen. Und bei der Beurteilung der Diagnose geht es darum, die Aktivität dieser vier Glieder unseres Wesens zu beobachten. Ob die Gesundheit, die ihre Grundlage im Pflanzenhaften des Lebensleibes hat, erhalten bleibt, ist davon abhängig, dass die Aktivitäten der Wesensglieder ein harmonisches Ganzes bilden und zwischen abbauenden und aufbauenden Kräften immer wieder ein Ausgleich geschaffen wird.

Die Bedeutung der vier Glieder unseres Wesens für die Diagnose

Dass dieser harmonische Ausgleich für die einzelnen Organe des Menschen sehr unterschiedlich aussehen kann und muss, liegt auf der Hand. Denken wir nur einmal an so polare Organe wie die Leber und das Gehirn. Die Leber ist die Grundlage der Stoffwechseltätigkeiten, während das Gehirn zwar nicht die Gedanken selbst hervorbringt – das ist eine irrtümliche Anschauung –, aber das organische Substrat für die Fähigkeit des Denkens ist und bewirkt, dass uns die Gedanken bewusst werden können. Während im Gehirn ein Überhandnehmen der lebendigen Kräfte die Klarheit des Denkens beeinträchtigen würde, können wir umgekehrt im Bereich der Leber ein stärkeres Maß an seelisch-geistigen Bewusstseinskräften nicht gebrauchen. Richtige Verhältnisse entstehen, wenn im Bereich des oberen Menschen Ich und Astralleib sich geradezu befreien von den Kräften des Ätherischen und des Physischen, wohingegen sie in die Prozesse des unteren Menschen, von denen der Mensch nichts weiß, wo er «schläft», untertauchen und den ätherischen und physischen Kräften die Vorherrschaft überlassen.

Im gesunden Menschen herrscht ein harmonischer Ausgleich zwischen abbauenden und aufbauenden Kräften

Eine Mittelstellung ergibt sich für die Organe Lunge und Herz, wo im Rhythmischen von Ausatmung und Einatmung, von Systole und Diastole ein immerwährender Ausgleich zwischen den Wesensgliedern erreicht wird. Durch dieses unterschiedliche Eingreifen der Wesensglieder stellt sich neben die Viergliedrigkeit eine Dreigliederung, indem drei Systeme zwar den ganzen Menschen durchziehen, aber doch in bestimmten Bereichen besonders dominant zu finden sind. Es sind dies: Erstens das Nerven-Sinnes-Sy-

Drei Funktionssysteme durchziehen den Menschen

stem, in dem der Mensch wach ist und das ihm sein Denken ermöglicht; zweitens das rhythmische System, in dem der Mensch träumend, fühlend ist, und drittens das Stoffwechsel-System, in dem der Mensch, so er gesund ist, schläft, das ihm aber Grundlage seines Handelns, seines Wollens ist.

Denken	——	Nerven-Sinnes-System	——	Wachen
Fühlen	——	Rhythmisches System	——	Träumen
Wollen	——	Stoffwechsel-Glied-maßen-System	——	Schlafen

Der ganz Mensch ist gesund oder krank

Diese andeutende Übersicht muss hier genügen, es sei zur weiteren Beschäftigung auf entsprechende Literatur verwiesen (siehe Verzeichnis S. 147 f.).

Jedes Verständnis von Gesundheit und Krankheit, vor allem das Verständnis einer Krankheit wie dem Krebs, erfordert zumindest diese vereinfachte Grundlage, weil in Krebsentstehung, Krebsdiagnose und Krebsheilung der ganze Mensch mit Geist, Seele, Leben und Körper betroffen ist.

Die Entzündung: Wärme – Schmerz, Rötung, Schwellung

Wie dürfen wir uns dies konkret vorstellen? Das veränderte Eingreifen der vier Wesensglieder im Krankheitsfalle ist am greifbarsten zu sehen, wenn eine akute Entzündung auftritt. Sei es, dass von dieser Entzündung der ganze Mensch ergriffen ist, sei es, dass es sich um ein lokales Geschehen eines Organs oder eines Körperteils handelt, immer treffen wir auf vier schon seit langem beschriebene Charakteristika, die die alte Medizin mit Calor, Dolor, Rubor und Tumor bezeichnet.

Wärme

Diese vier Charakteristiken – zu deutsch: Wärme, Schmerz, Rötung und Schwellung (also Tumor nicht im Sinne von Krebsgeschwulst) – zeigen nichts Anderes an als ein verstärktes Engagement des Menschen im Interesse seiner Gesundung auf vier Ebenen. Das Geistige des Menschen lebt in der Wärme. Je stärker ein

Mensch sich begeistert, je begeisterungsfähiger er ist, desto mehr vermag er seine eigenen Intentionen zu verwirklichen. Im Falle der Entzündung lenkt er nun diese Intentionen durch lokale Überwärmung oder durch allgemeine Fieberbildung in seine eigene Organisation hinein, um so eine Grundlage zur Heilung zu legen.

Der Schmerz ist ein Signal der Seele; er kann sich letztlich so steigern, dass es einem die Luft abschnürt. Diese übersteigert erscheinende seelische Regung hat aber doch auch ihr Gutes, da sie, als Warnsignal verstanden, die Aktivitäten nun im Besonderen dorthin lenkt, wo der Schmerz entstanden ist, um wiederum für Abhilfe und damit Heilung zu sorgen.

Schmerz

Die Überaktivität des Lebendigen führt zur charakteristischen Rötung, die dadurch entstanden ist, dass sich der Flüssigkeitsblutstrom in erhöhtem Maße einstellt. Und schließlich ist auch auf der Ebene des Körperlich-Physischen eine Verstärkung dadurch wahrnehmbar, dass wir eine Schwellung, eben den Tumor, jetzt nicht im Sinne des Krebses, erleben. In dieser vierfach gesteigerten Aktivität wird der Mensch so zum Einsatz für sich selbst gebracht, dass im normalen Falle, der gleichzeitig der ideale ist, eine Heilung bald erreicht wird.

Rötung und Schwellung

Mobilisierung aller Kräfte können wir finden bei einer akuten Entzündungskrankheit. Was zeigt sich uns aber im Blick auf die Krebskrankheit bezüglich ihrer Entstehung und bezüglich dessen, was wir am kranken Menschen dann wirklich erleben?

Das Gegenbild zur Entzündung: die «kalte» Krebserkrankung

Auf der geistigen Ebene ist das Krebsgeschehen geradezu ein Gegenbild zum fiebrigen Entzündungsgeschehen. Das Ich, dessen Eingreifen sich in Wärmevorgängen manifestiert, scheint wie abgelähmt, wie zurückgewichen. In ihrer Vorgeschichte berichten Patientinnen und Patienten, dass es höchst selten überhaupt einmal zu Fieber kam. In vielen Einzeldarstellungen wird uns das berichtet; und es findet auch in Studien seine Bestätigung. Das Durchmachen der fieberhaften Kinderkrankheiten zum Beispiel bietet einen erhöhten Schutz gegen eine spätere Karzinomerkrankung.

Symptome

Die Schwäche des Menschen, seinen Organismus zu durchwärmen, kennzeichnet auch das akute Krankheitsbild. Chronische Untertemperatur, Fehlen der rhythmischen täglichen Temperaturschwankungen oder einfach ständiges Klagen über kalte Hände und Füße sind solche Warnsignale, die wir allzu oft geneigt sind, nicht genügend ernst zu nehmen. Dabei sind solche Beobachtungen nicht nur Nebenbefunde, sondern es ergibt sich aus ihnen ein konkreter Ansatz für das therapeutische Handeln.

«Mit kühlem Kopf, die Füße warm» – geistige Präsenz nach außen und Durchwärmung nach innen – Wirksamkeit des geistigen Menschen

«Mit kühlem Kopf, die Füße warm …», so klingt es uns aus einem Sprichwort entgegen; es beschreibt in einfachen Worten, was für die Krebsvorbeugung und Krebsbehandlung so wichtig ist. Der eigentliche geistige Wesenskern des Menschen muss in seiner Begeisterungsfähigkeit seine Lebensziele gestalten und verwirklichen. Er muss sich aber auch für sich selbst, für sein Stoffwechsel-Gliedmaßen-System so begeistern, dass er dieses bis in die Peripherie hinein durchwärmt. Dadurch stellt das Ich den seelischen, den lebensmäßigen und den körperlichen Vorgängen eine gesunde Grundlage zur Verfügung. Geistige Präsenz nach außen und Durchwärmung nach innen sind die zwei Seiten, die eines Gleichgewichtes bedürfen. Im Falle der Entzündung ist dieses Gleichgewicht vorübergehend gestört, um durch Überwärmung den Heilvorgang zu unterstützen. Beim Krebs erleben wir Entgegengesetztes. Der Betroffene lebte oft schon lange in einem Zustand der Unterwärmung. Das Ich lässt es an Engagement für sich selbst fehlen.

Schmerz ist erhöhtes Bewusstsein

Seelisches Erleben kann in seiner Steigerung bis zur Schmerzempfindung führen. Schmerz, ob seelisch, ob physisch empfunden, ist uns in höchstem Maße unsympathisch, eine Empfindungsqualität, die wir gerne missen möchten und die wir mit allen Mitteln heutzutage zu vermeiden und zu beseitigen trachten. Diese sicherlich berechtigte Grundauffassung verhindert gelegentlich den Blick auf die andere Seite des Schmerzes. Der Schmerz ist ein erhöhtes Bewusstsein, zumindest ein Warnsignal, das uns und unsere verschiedensten Kräfte zu wecken imstande ist. So wie das morgendliche Erwachen – für den einen mehr, für den anderen weniger – ein schmerzhafter Prozess ist, dessen Überwindung die Tore öffnet in das Geschehen des begonnenen Tages hinein, so ist auch der Schmerz im Krankheitsfalle ein Aufruf, alle der Heilung förderlichen Kräfte zu mobilisieren.

Im Falle des Krebses fehlt dieser Weckruf leider zunächst völlig. Es ist ein Grund mehr, diese Krankheit, die sich zunächst hinterhältig im Verborgenen entwickelt, ohne eben durch Schmerzentwicklung Signale zu setzen, als bösartig zu bezeichnen. Hier ist die Abwesenheit des Schmerzes kein Vorteil. Was wir hieraus ablesen können, ist allerdings, dass – und dies gilt oft schon für lange Zeiten vor dem Ausbruch der Krankheit – eine Schwächung des seelischen Menschen vorhanden ist. Diese Schwächung ist es, deren äußeren und inneren Ursachen sich ja die Psychoonkologie in hohem Maße widmet. Le Shan prägte das anschauliche Wort: «Dem Krebskranken ist es nicht gelungen, die Melodie seines Lebens zu finden.» Es sei hinzugefügt, dass dies unter Umständen auch für die weiteren musikalischen Qualitäten, Harmonie und Rhythmus, gilt. Diese Bilder aus dem Bereiche der Musik weisen uns auf den mittleren Menschen. Sie weisen uns auf den Bereich, der immer wieder den Ausgleich sucht zwischen Sympathie und Antipathie, zwischen Einatmung und Ausatmung.

Schmerz als Warnsignal fehlt bei der Krebserkrankung

Eine längerfristige Unausgewogenheit zwischen diesem Geben und Nehmen führt unweigerlich zu einer Schwächung im Seelischen des Menschen, einer Schwächung, die zu mannigfaltigsten Erscheinungsbildern führen kann. Für unsere Fragestellung ist wichtig, dass wir einen Verlust der Brücke beklagen müssen, die das Seelische bilden sollte zwischen dem Geistigen und dem Körperlichen des Menschen. Das Hin und Her über eine solche Brücke würde immer wieder gewährleisten, dass Abbauendes und Aufbauendes einander die Waage halten. So wäre Krankheit zu verhindern; oder, wenn sie droht oder entstanden ist, wäre durch einen vermehrten, gelegentlich eben schmerzhaften Einsatz dieser seelischen Fähigkeiten wieder Hilfe und damit Heilung möglich.

Schwächung des seelischen Menschen – Verlust der Brücke zwischen Geistigem und Körperlichem

Unsere Patienten berichten häufig, dass sie sich schon lange vor Diagnosestellung im seelischen Bereich überfordert fühlten, ihre

Überforderung – Depression

Kräfte hier erschöpft glaubten. Was der Einzelne an Überforderungsgefühlen in sich erlebt, kann dann nach außen oft das Bild des Depressiven nach sich ziehen. Und es ist dann sogar nicht selten so, dass, wenn endlich die physische Krebskrankheit festgestellt wird, dieser Moment wie ein seelisches Befreiungserlebnis erscheint. Wenn man immer wieder diesbezügliche Schilderungen zu hören bekommt, kann man mehr und mehr verstehen, dass vielfach die Meinung geäußert wird, die eigentliche Krebsursache sei im Seelischen zu suchen. Eine solche Suche ist sicher sinnvoll, wenn sie nicht mit dem Ziele von Schuldzuweisung erfolgt, sondern um auch auf diesem Wege einen weiteren Baustein für ein umfassendes Therapiekonzept dazuzugewinnen. Zusammenfassend könnten wir festhalten, dass neben der geistigen Präsenz auch die seelische Gestimmtheit herabgedämpft ist.

Aktivitäten des lebendigen Menschen

In der Rötung, von der ein Entzündungsgeschehen begleitet ist, sahen wir die verstärkte Aktivität des lebendigen Menschen, des Teiles in ihm, der wässrig-pflanzenhaft ist. Diese Seite in uns umfasst all das, was letztlich zu einem guten Befinden beiträgt, was uns als Ausdruck eines guten Funktionierens dieser Vorgänge mit Freude zum Beispiel essen und trinken lässt, was darüber hinaus alle anderen im Flüssig-Funktionellen liegenden Vorgänge umschließt, auch wenn diese, wie zum Beispiel besonders beim Sexuellen oder bei der Immunologie (den Abwehrfunktionen), von den Abdrücken und Einwirkungen des Seelischen und Geistigen abhängig sind.

Einschränkungen des Lebensgefühls

Solange wir gesund sind, nehmen wir diese Vorgänge als selbstverständlich an und hin. Sie befinden sich in einer Art Schlafbewusstsein. Zu Problemen werden diese Vorgänge erst, wenn sie nicht mehr so selbstverständlich funktionieren, wie wir uns dies wünschen: wenn der Appetit nachlässt, das Gewicht abnimmt, der Schlaf gestört ist, die Libido sich mindert, die einfachsten Abwehrvorgänge nicht mehr klappen, so wie wir dies früher gewohnt waren. Mit einem Satz kann man all dieses und noch manches mehr zusammenfassen, indem man sagt: Die Lebenslust nimmt ab. Dass es dazu kommt, hat nun wiederum verschiedenste Ursachen, die mehr oder weniger klar zutage treten. Auffällig ist in jedem Falle, dass solcherlei Einschränkungen des Lebensgefühles im Vorfeld des eigentlichen Krankheitsgeschehens sehr häufig sind.

All dies ist einem besonderen Bereich zuzuordnen, der neben Geist, Seele und Körper gerne vergessen wird: dem Bereich des Lebendigen, den die anthroposophische Menschenkunde Lebens- oder Ätherleib nennt (siehe oben, S. 21). Wir bemerken, dass auch dieser Bereich eine Schwächung erfuhr, und wir müssen annehmen, dass eine solche Schwächung mit für das Krankheitsverständnis wichtig ist und eben für den einzuschlagenden therapeutischen Weg Beachtung verdient.

Wir sehen also Involution, Zurücknahme der drei Kraftqualitäten, die bei der Entzündung so vehement in Erscheinung treten, des Geistigen, des Seelischen und des Lebendigen. Wie verhält es sich nun mit der vierten menschlichen Ebene, dem Physisch-Körperlichen? Hier finden wir das, was der Krankheit ihren Namen gegeben hat, den Tumor. Tumor gab es auch bei der Entzündung, nur war er hier eine gerötete, schmerzhafte, überwärmte Schwellung als Ausdruck des vielfachen Engagements im Krankheitsbereich. Ganz anders bei der Krebserkrankung. Bekannt ist der Begriff des «kalten Knotens», jener tumorösen bösartigen Entwicklung, die eben all das, was als Abwehr nötig wäre, vermissen lässt. Rudolf Steiner spricht mit einer Deutlichkeit, die nichts zu wünschen übrig lässt, von einer «Revolution der physischen Kräfte». Auch dies macht den bösartigen Charakter aus, dass ein zelluläres Wachstum stattfindet, das sich keinen Deut kümmert um das Gesamtinteresse der menschlichen Organisation, sondern das vielmehr, wenn es sich unbehindert entfalten kann, diese Gesamtinteressen zunehmend untergräbt.

Tumor als gutartige Schwellung eines Entzündungsbildes ist also etwas gänzlich anderes als Tumor, in dem sich ein bösartiges Krebsgeschehen verbirgt. Wenn wir die Krankheit so erleben und verstehen, stellt sich uns neben die Aufgabe der Tumorbeseitigung, die allzu oft als alleinige von den Medizinern gesehen wird, eine

Der Krebs: eine «Revolution der physischen Kräfte»

Eine sinnvolle Krebsbehandlung verbessert die geistige Präsenz, die seelische Gestimmtheit und die Befindlichkeit

weitere Notwendigkeit. Diese besteht darin, zur umfassenden Gesundung nun das herbeizuführen, was der erkrankte Mensch selbst nicht in genügendem Maße schafft, ihn in den Bereichen des Lebendigen, des Seelischen und des Geistigen wiederum für sich zu interessieren und in erhöhtem Maße zu engagieren.

So entsteht schließlich eine sinnvolle Krebsbehandlung, die durch gezielte Maßnahmen die geistige Präsenz, die seelische Gestimmtheit und die Befindlichkeit verbessert und damit auf zunächst indirekt erscheinenden Wegen auch heilend auf den eigentlichen Befund wirkt. Das in diesem Kapitel Gesagte bedeutet natürlich auch, dass Patientin und Patient sich nach Ärzten und Therapeuten umschauen müssen, die bereit sind, ihren Blick zu weiten, und die neben der seriösen Befunderhebung und gezielten Behandlung des jeweiligen lokalen Geschehens all das bereit sind wahrzunehmen, was in diesem Kapitel beschrieben wurde. Die Patienten müssen sich dies häufig mühsam erkämpfen. Es ist aber ein Kampf, der sich lohnt und zu dem man einen jeden nur ermutigen kann.

Es gibt keine einfachen Lösungen. Eine vielschichtige Diagnose verlangt eine umfassende Therapie

Der Versuch, die Krebskrankheit in ihrer Vielschichtigkeit zu verstehen, lässt uns ahnen, warum einfache und zu einseitige Lösungsversuche oft nicht befriedigen können. Wir können auch verstehen, dass durch Lösungen aus den verschiedensten Richtungen plötzlich doch eine umfängliche Hilfe ermöglicht wird, die dann zu dem Urteil führt: Krebs ist anders, anders nämlich, als ich im ersten Moment meinte, und anders, als es mir in eindimensionaler Sichtweise nahe gebracht worden war.

Jetzt liegt es nahe, nach den Therapien zu suchen, die genauso umfassend, wie es die vielschichtige Diagnose verlangt, wirksam werden können. Es müssen dies Therapien sein, die gleichermaßen das Seelisch-Geistige und das Physisch-Lebendige so zu stützen vermögen, dass jene Kluft zwischen den einzelnen Gliedern des Menschen überwunden und damit der Krebskrankheit die Grundlage entzogen wird. In Kapitel 2 bis 5 werden wir solche therapeutischen Hilfen kennen lernen. Als eine weitere Grundlage noch einige Gedanken zum Karzinom als Zeitkrankheit.

Das Karzinom – eine Signatur unserer Zeit

Immer wieder stößt man auf den Hinweis, dass die Krebskrankheit eine Zeitkrankheit sei. Hiermit ist sicherlich nicht nur die Tatsache gemeint, dass in unserer Zeit diese Krankheit so vergleichsweise häufig auftritt und nach den Herz-Kreislauf-Krankheiten an zweiter Stelle der Todesursachen steht. Diese zahlenmäßige Bedeutung unterstreicht die Wichtigkeit des Krebsproblems heute und auch für die Zukunft. Darüber hinaus will der Begriff «Zeitkrankheit» auch darauf hinweisen, dass zwischen unserer Zivilisation und der Krankheit ein tieferer, ein innerer Zusammenhang besteht, indem gewisse Erscheinungen für beide in gleicher Weise charakteristisch sind.

Zusammenhang zwischen unserer Zivilisation und der Krebskrankheit

Malignität heißt Bösartigkeit. Die Auseinandersetzung mit diesem Bösen muss hier wie dort gesucht werden. Es ist eine Auseinandersetzung, die als große Aufgabe des zu Ende gehenden Jahrhunderts und als Aufruf für das beginnende neue verstanden werden darf. Bei dem Versuch, die Ereignisse und Entwicklungen des 20. Jahrhunderts zu überschauen, stoßen wir immer wieder auf den Begriff des Karzinoms. Rudolf Steiner hat schon früh – im Blick auf das Jahr 1933 – auf die besondere Herausforderung dieser Zeit aufmerksam gemacht, und ein junger Dichter hat damals im Blick auf das, was durch Faschismus und Krieg als physische Gewalt über die Menschheit kommen würde, von einem kosmischen Karzinom gesprochen. Hermann Kükelhaus, so hieß dieser Dichter, hat seine Fähigkeiten dafür eingesetzt, ein geistiges Verständnis der Zusammenhänge zu fördern und aus diesem Geistigen heraus heilende Kräfte gegen das, was er kosmisches Karzinom nannte, zu gewinnen. Die vorausschauenden Worte dieses jungen Menschen sind vorbildhaft auch für ein wirklich spirituelles Krankheitsverständnis.

Hier wie dort: Auseinandersetzung mit dem Bösen bzw. Bösartigen

Rudolf Steiner schildert uns im Blick auf die moderne Menschheit eine geistige Krebskrankheit, die durch ein Übergewicht an Kälteimpulsen in den menschlichen Seelen entsteht. Diese Kälte

*Geistige Krebs-
krankheit:
Übermaß an
Kälteimpulsen in
den menschlichen
Seelen*

ergibt sich aus einem Übermaß an intellektuell-materialistischen Gedankeninhalten, die wie abgeschnürt von den inneren lebendigen Herzkräften entstehen. Gegen die Kälte kann nicht mehr genügend herzliche Seelenwärme entwickelt werden, die in das menschliche Miteinander hineinwirkt. Aus einem solchen Ungleichgewicht entsteht letztlich Menschenhass und Menschenunverständnis, was zu all jenen unglücklichen Entwicklungen führt, die man als geistige Krebskrankheit bezeichnen kann.

*Eine beseelte,
lebendige Kultur –
Heilmittel gegen
die Krankheit
userer Zeit*

Gibt es ein Heilmittel gegen eine solche Krankheit unserer Zeit? Es könnte nur in einer beseelten, lebendigen Kultur bestehen. Einer Kultur, die wirklich imstande ist, zum Menschenherzen zu sprechen. Unsere heutige Kultur ist aber eher gekennzeichnet von dem, was als parasitärer Ballast eigentlich doch auch von jedem empfunden wird, der eine Fülle von intellektuellen Inhalten in sich aufnimmt, um den Anforderungen seiner Zeit zu genügen. Dies sind zumeist Inhalte, mit denen man sich innerlich nicht verbinden kann, die man nicht durchlebt hat und die daher wie Fremdkörper empfunden werden. Diese Kluft zwischen Gedankeninhalten und Herzkräften ist eine Tendenz in unserer Zeit, die man sich zunächst einmal klarmachen muss, bevor man dann daran gehen kann, sie zu überwinden.

*Soziales Karzinom
im Wirtschafts-
leben*

Wenden wir uns einem anderen Bereich unseres Zusammenlebens zu, den wirtschaftlichen Verhältnissen. Auch da finden wir ein Ungleichgewicht zwischen der Produktion von Wirtschaftsgütern in unserer Überflussgesellschaft, weit über die Bedürfnisse der Menschen hinaus, und dem Konsum, der sich auch oft an ganz anderem als an den eigentlichen Bedürfnissen orientiert. So müssen mühsam Bedürfnisse geweckt werden, die eigentlich zunächst überhaupt nicht vorhanden sind. Wir erleben wiederum eine Krankheitsgeste in diesem Missverhältnis von Produktion und Konsum. Zum Verständnis, was hieran so krankmachend ist, hilft Rudolf Steiners Hinweis, dass die Produktion mit der Einatmung und der Konsum mit der Ausatmung zu vergleichen sei, und dass in diesem Missverhältnis ein ständiges Überwiegen des Einatmens vorliegt. In diesem Immer-mehr-Einatmen, dem keine genügende harmonische Ausatmung gegenübersteht, kommt es schließlich zu einer Art Erstickung, Überwucherung. Die Situation wird zu einem sozialen Karzinom. Wir haben es mit einem Vorgang zu tun, der auch in der Krebsentstehung beim Menschen eine Rolle spielt: Disharmonie im Atmungsvorgang, ein Zuviel an Einatmung, ein Zuwenig an Ausatmung.

Das Einbeziehen politischer, kultureller und wirtschaftlicher Vorgänge mag für den Betroffenen zunächst fernab liegen. Hat man aber das Bedürfnis, auch geistige Zusammenhänge zu erkunden, stößt man bald darauf, dass die beschriebenen Krebstendenzen Ähnliches zeigen, das eine Mal in der Gemeinschaft, das andere Mal im Einzelnen, individuell.

Sicher ist die Krankheit eines jeden einzigartig. Aus dieser Tatsache ergibt sich ja auch oftmals die besondere Heilungsmöglichkeit, unabhängig von jeder naturwissenschaftlichen Wahrscheinlichkeit oder statistischen Berechenbarkeit. Auf der anderen Seite ist aber auch zu bedenken, dass der einzelne Krankheitsprozess eine Verbindung mit grundlegenden ungesunden Tendenzen unserer Gesellschaft erlaubt. Vor diesem Hintergrund scheint die Idee dann nicht mehr allzu weit hergeholt, dass einzelne Menschen ein Leiden auf sich nehmen, das eigentlich uns alle betrifft. Was im Einzelfall oft so schmerzhaft wahrgenommen wird, ist ein Aufruf, mit dem wir die erkrankten Menschen nicht alleine lassen dürfen. Gegen die Kränkung durch Kälte und Bösartigkeit gilt es, auf den verschiedensten Ebenen wärmende, gutartige Kräfte zu mobilisieren. Hierzu möchten diese Gedanken anregen.

Persönliche und gesellschaftliche Ursachen durchdringen sich

«Seit ich mich mit den geistigen Hintergründen des Krebsgeschehens beschäftige, fühle ich mich wie befreit», sagte mir eine Patientin und beschrieb, wie sie durch die Hinzunahme dieser Dimension erleichtert war, nicht alles durch persönliche seelische Krankheitsursachen erklären zu müssen. Ohne die Bedeutung psychoonkologischer Hilfestellung gering zu achten, ist doch die Gefahr nicht zu übersehen, dass man gelegentlich im subjektiven Gefühlsmäßigen stecken bleibt. Hiergegen schützen auch die zahlreichen objektivierenden sachlichen Verfahren nicht. Was uns Pa-

Befreiung aus allzu persönlicher Verkettung

tientin und Patient dann entgegenbringen, sind wiederum die Schuld- und Überforderungsgefühle, die doch so wenig hilfreich sind. Eine Befreiung aus allzu persönlicher Verkettung ist es dann, wenn man sich der geistigen Gestalt dieser Krankheit und ihres Charakters als einer zwangsläufigen Notwendigkeit in unserer Zeit bewusst wird.

Im Überblick: Die Krebskrankheit besser verstehen

Krebs ist anders, als es im ersten Augenblick scheinen mag. Viele Krankheitsverläufe zeigen, dass nicht nur ein lebenswertes Leben möglich ist, sondern auch persönliche Entwicklungen stattfinden, die der Einzelne im Rückblick nicht missen möchte. Dabei gilt es einen Weg zu finden zwischen Resignation und Überforderung. Er setzt voraus, dass die Krebserkrankung nicht nur als eine Entartung von Zellen, sondern als umfassende Erkrankung des ganzen Menschen begriffen wird. Eine Betrachtung des Menschen nach Körper, Leben, Seele und Geist liefert hierfür die Erkenntnisgrundlagen und eröffnet zugleich die Möglichkeit, geeignete therapeutische Maßnahmen zu finden.

Das Karzinom ist auch eine Krankheit unserer Zeit, entstanden aus einem Übermaß an intellektuell-materialistischen Gedanken, die wiederum zu sozialer Kälte geführt haben. Ihr kann nur durch eine beseelte, lebendige Kultur begegnet werden.

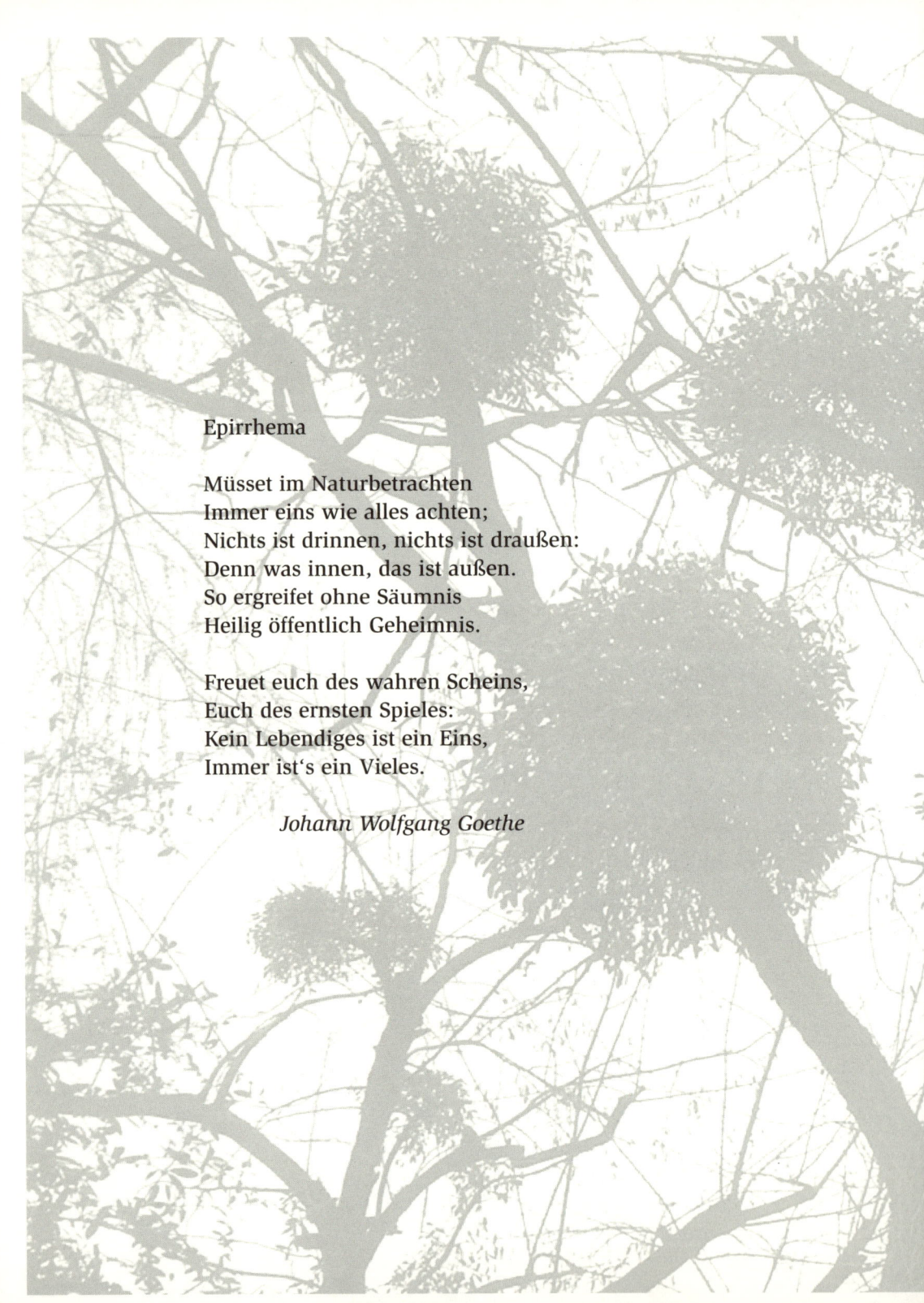

Epirrhema

Müsset im Naturbetrachten
Immer eins wie alles achten;
Nichts ist drinnen, nichts ist draußen:
Denn was innen, das ist außen.
So ergreifet ohne Säumnis
Heilig öffentlich Geheimnis.

Freuet euch des wahren Scheins,
Euch des ernsten Spieles:
Kein Lebendiges ist ein Eins,
Immer ist's ein Vieles.

Johann Wolfgang Goethe

Eine außergewöhnliche Pflanze eröffnet vielfältige Heilwege – die Mistel

Nach all den Erwägungen grundsätzlicher Art zur Krebskrankheit als Erkrankung des ganzen Menschen und als Krankheit, die etwas Charakteristisches in unserer Zeit bedeutet, wird nun die Frage nach den Heilungsmöglichkeiten dringender. Als die Antwort auf die Herausforderung Krebs bezeichnete Rita Leroi die weißbeerige Mistel. Den Hinweis auf diese Heilpflanze im Zusammenhang mit der Krebstherapie verdanken wir allein Rudolf Steiner. Zwar war die Mistel schon lange, bis in frühe Mysterien zurück, als eine besondere Pflanze bekannt; auch in der Naturheilkunde wendet man bis heute ihre Heilkraft in der Behandlung von Herz- und Kreislauferkrankungen an. Dass die Mistel aber, wenn ihre Heilkräfte in rechter Weise erschlossen werden, ein Krebsheilmittel sein könnte, ist eine der zahlreichen segensreichen Angaben Rudolf Steiners. So wird sie seit Anfang dieses Jahrhunderts eingesetzt. In den 20er Jahren gab es unter der Anleitung Ita Wegmans eine erste Intensivierung. Es folgten in den nächsten Jahrzehnten Erfolge und Rückschläge. Immer wieder gab es besondere Arztpersönlichkeiten, die

sich mit ganzer Hingabe der Weiterentwicklung des Mistelpräparates, das unter dem Namen Iscar, später Iscador dem Patienten verabreicht wurde, widmeten.

Ein anthroposophisches Mistelpräparat

Nicht jedes Mistel-
präparat auf dem
Markt entspricht
den strengen
Kriterien

Allein aus der Tatsache, dass die Misteltherapie weite Verbreitung
fand und immer noch Anwendung findet, kann abgelesen werden,
dass diesem Krebsheilmittel eine große Bedeutung zukommt. Dieser Umstand hat auch seine unerfreuliche Seite. So gelangten in
den letzten Jahren immer wieder Mistelpräparate auf den Markt,
an denen man berechtigte Zweifel haben darf. Genauere Prüfung
zeigt, dass sie oft den strengen Kriterien nicht gerecht werden, die
an die anthroposophischen Präparate angelegt werden dürfen; so
kommt es leider immer wieder auch zu Enttäuschungen.

Einsatz der Mistel
zur Vorbeugung
und Therapie

Der gewissenhafte Einsatz eines anthroposophischen Mistelprä-
parates versetzt unvoreingenommene Beobachter immer wieder in
Erstaunen. Ein Erstaunen darüber, in welch vielfältiger Weise
Wirksamkeiten zu beobachten sind, durch die dem ganzen Men-

schen Hilfe geboten wird. Eine solche Misteltherapie eignet sich gleichermaßen als sogenannte adjuvante, also vorbeugende Maßnahme, wie auch als Möglichkeit, einen Krebs, der trotz Einsatz aller Mittel nicht mehr beseitigt werden kann, im Griff zu halten. Darüber hinaus ist durch die Mistelwirksamkeit, die nur möglich ist durch die weisheitsvolle Vielfalt an Inhaltsstoffen, eine Verbesserung der körperlichen, aber auch der seelischen und geistigen Lebensqualität sogar in schwereren Fällen immer wieder möglich.

Diese Pflanze soll nun etwas genauer betrachtet werden, von ihrer Botanik bis zur Herstellung des Mistelpräparates. Darüber hinaus soll durch eine naturwissenschaftliche Beschreibung und eine geisteswissenschaftliche Deutung versucht werden, die eigentliche Misteltherapie näher zu bringen sowie Aufschluss zu geben über Möglichkeiten und Grenzen dieser speziellen medikamentösen Behandlung.

Eine Charakteristik der Mistelpflanze

In der Vorweihnachtszeit finden wir sie auf jedem Weihnachtsmarkt und schmücken mit ihr Haus und Stuben. In Großbritannien hängt sie gar über der Tür und erlaubt, diejenigen zu küssen, die unter ihr hindurchgehen. Manch einer spürt das Besondere, das von der Mistelpflanze ausgeht, und mag in solchen Tagen den Wunsch haben, Genaueres über sie zu erfahren.

Das Außergewöhnliche dieser Pflanzen wurde von den Menschen immer empfunden, und so durchzieht sie die Geschichte, die Mythen und ist immer wieder beliebtes Objekt künstlerischer Darstellungen. Dabei hat diese Pflanze durchaus nicht nur Freunde; mancher empfindet einen Widerwillen gegen sie, nicht nur, weil er in ihr eine Gefahr für den Wirtsbaum sieht. Auch die Darstellung in der Edda, in der der unschuldige Sonnengesandte Baldur – auf Initiative des Unterweltgottes Loki – mit Hilfe der Mistel ums Leben kommt, macht uns diese Pflanze auf den ersten

Ein Blick in alte Mythen

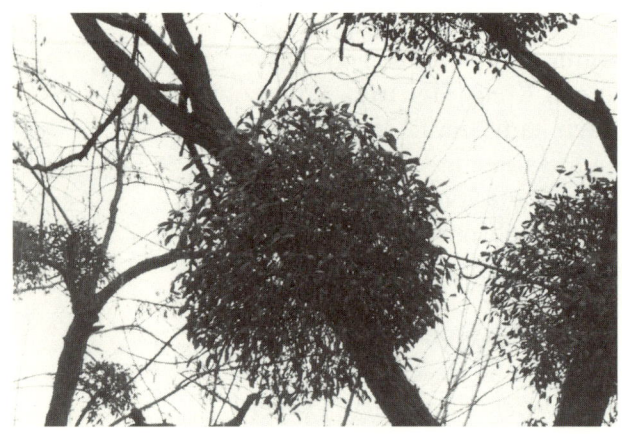

Das kugelige Pflanzengebilde eines Mistelbusches

Blick nicht unbedingt sympathisch. Die Darstellung weist uns hin auf die tatsächlich vorhandenen giftenden Kräfte in der Mistel, die geradezu dazu aufrufen, in ein Heilmittel verwandelt zu werden. Tatsächlich stand diese Pflanze z.B. bei den gallischen Druiden in hohem Ansehen, was uns nicht erst durch die Übermittlung von Asterix und Miraculix bekannt wurde.

Unabhängig von all diesen Gesichtspunkten bleibt das Besondere schon bei dem reinen Blick auf die pflanzliche Erscheinung bestehen. Uns interessiert in erster Linie Viscum album, die weißbeerige Mistel, eine von weltweit 1400 Mistelarten. Diese Mistel ist immergrün, sommers wie winters, und lebt als Halbschmarotzer auf Bäumen. Sie benötigt diese Bäume, um Wasser und Mineralsalze von ihrem Wirt zu beziehen, und kann niemals direkt auf der Erde gedeihen. Energiereiche Kohlenhydrate gewinnt sie durch eigene Photosynthese. So wie sie sich von den Rhythmen des Jahreslaufes löst, löst sie sich auch von der sonst den Pflanzen eigenen

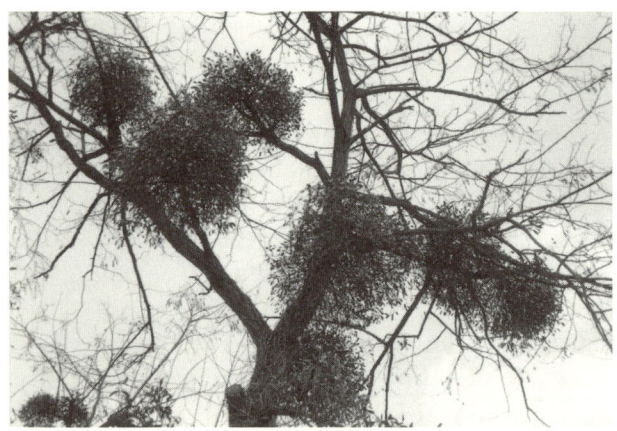

Keine Heliotropie. Die Misteln bilden Kugelgebilde, da sie nach allen Seiten wachsen.

Orientierung zur Sonne. In langsamem Wachstum über viele Jahre hin wird sie zu einem kugeligen Pflanzengebilde, das sich gleichermaßen nach oben und nach unten, gleichermaßen zum Himmel und zur Erde, ausdehnt.

Speziell ist auch, dass Blühen und Fruchten der Mistel in die

Winterszeit fallen. Ausgangs des Winters, im Februar/März, treibt sie die Blüten auf ihren Höhepunkt und ein Dreivierteljahr später, zu Beginn des Winters können wir die Früchte beobachten. Die Mistel gehört zu den zweihäusigen Pflanzen, und so unterscheiden wir weibliche und männliche Blüten und finden die dekorativen weißen Früchte dann in der Vorweihnachtszeit auf den weiblichen Teilen. Die Bestäubung musste über fliegende Insekten und andere Kleinstlebewesen, zum Beispiel auch Ameisen, erfolgen.

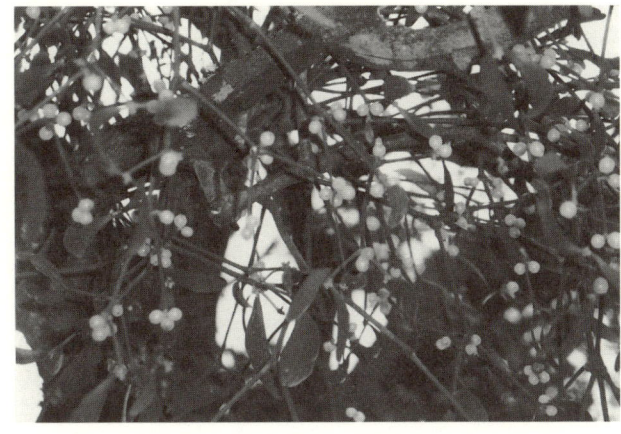

Weibliche Laubholzmistel mit den charakteristischen weißen Beeren.

Die Misteln sind im Sommer nur schwer zu finden, da sie sich im dichten Laubkleid des Baumes wie verborgen halten. Ihre Beziehung zum Wirtsbaum stellen sie passiv her. Sie haben keine Wurzel, sondern einen Senker, der nun aber nicht aktiv in das Holz des Baumes hineinwächst, sondern vom Kambium, der lebendigen Zellschicht des Baumes, umwachsen wird und so in dessen Holz gelangt. Auch dies also wieder eine Besonderheit gegenüber dem üblichen Vordringen der Wurzelspitzen anderer Pflanzen. Eine andere Merkwürdigkeit ist, dass die Mistel zu ihrer Verbreitung auf die Mithilfe von Vögeln angewiesen ist. Misteldrossel, Mönchsgrasmücke, Seidenschwanz sind zu nennen, die entweder die ganze Mistelbeere verschlucken oder beim Trennen der Beerenhaut vom Samen letzteren am Zweig kleben lassen. Die Mistel-

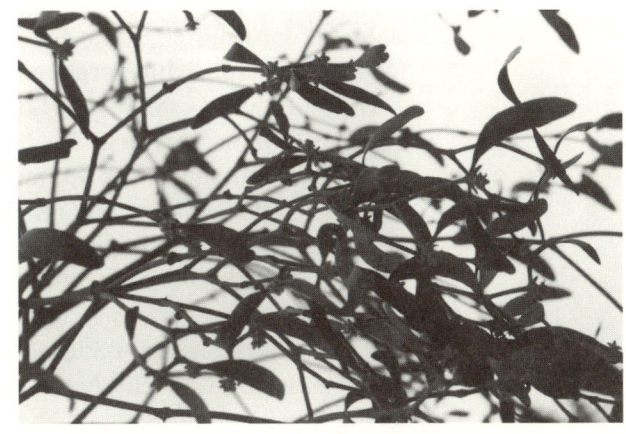

Männliche Laubholzmistel mit Blüten.

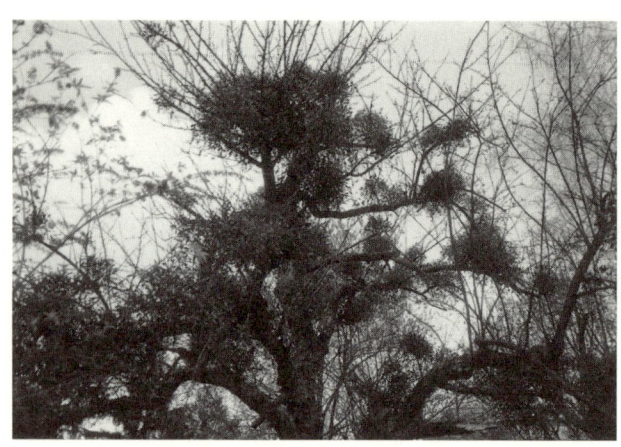

Die zahlreichen Misteln sind im Sommer im Laub des Wirtsbaums verborgen

drossel lässt mit den Resten der Verdauung intakte, keimfähige, schleimige Kerne unter Umständen auf unter ihr befindliche Zweige fallen, so dass die Samen dort später beginnen können zu keimen. Heutzutage versuchen wir, um dem Mangel an bestimmten Mistelarten abzuhelfen, es den Vögeln nachzumachen, indem wir reife Beeren von einem Mistelbusch pflücken und auf einen gewünschten Zweig kleben. Ob die «Aussaat» vom Vogel oder vom Menschen erfolgt – es braucht dann noch viele Jahre Geduld, bis das langsame Wachstum der Mistel zu einer erntereifen Pflanze geführt hat. Erst nach drei Jahren erscheint das erste Blattpaar, nach vier Jahren sind es dann vier Blätter, nach fünf Jahren acht, bis sich dann Jahr für Jahr der charakteristische kugelförmige Mistelbusch entwickelt. Bis zur Ernte vergehen etwa zehn Jahre.

Die Fülle der botanischen Einzelheiten lässt uns über diese besondere Pflanze staunen. Sie lässt uns staunen über die Vielzahl von «Extrawürsten», wie Rudolf Steiner es einmal nannte, die sie sich von der Natur braten lässt.

Die Mistel ist nicht ganz von dieser Welt

Fassen wir die wichtigsten Besonderheiten noch einmal zusammen, dann haben wir erstens den unirdischen Charakter der Pflanze darin zu sehen, dass sie nur in der Höhe, als Halbschmarotzer auf den Zweigen von Bäumen gedeihen kann. Zweitens erleben wir sie als von den Rhythmen des Jahres emanzipiert und gleichzeitig in einer eigenwilligen Unabhängigkeit von Kosmos und Sonne. Auffällig ist der Umgang mit den Lichtkräften, der die Pflanze im Sommer sich wie schützen lässt, versteckt im Laub des Baumes. und der den Winter zur Zeit von Blüte und Frucht werden lässt. Die Lösung von der Orientierung auf die Sonne führt dazu, dass die Pflanze ihre eigene Gestalt und Formkraft frei entwickeln zu können scheint. Wenn wir diese Pflanze wahrnehmen, wie sie unbeirrbar ihre eigenen Gesetzmäßigkeiten verwirklicht, mag sich uns vielleicht der Gedanke aufdrängen: Die Mistel ist nicht ganz von dieser Welt.

Die Mistel in naturwissenschaftlicher Betrachtung

Auch an den nüchternen naturwissenschaftlichen Tatsachen wollen wir nicht achtlos vorübergehen. Schon seit vielen Jahren hat die Mistel in naturwissenschaftlichen Laboratorien und in entsprechenden Experimenten große Beachtung gefunden. So berichtet Dietrich Schlodder von mehr als 1000 Veröffentlichungen, die sich unserer Heilpflanze widmen. Verständlicherweise hat bald, nachdem man eine heilkräftige Wirkung in der Krebsbehandlung wahrnahm, die Suche nach den Wirkmechanismen begonnen. Bei der Analyse der Pflanze fanden sich eine Fülle verschiedenster Substanzen. Es werden bis in die letzte Zeit hinein immer noch neue Stoffe entdeckt. Im Moment stehen die Mistellektine und das Viscotoxin im Mittelpunkt. Bei Ersteren handelt es sich um Glykoproteine, beim Toxin um Polypeptide. Darüber hinaus finden sich Aminosäuren, Zucker und Zuckeralkohole, Polysaccharide, Flavonoide, um nur einige zu nennen.

Suche nach den «Wirkmechanismen» – Mistellektine und Viscotoxin

In weiteren Untersuchungen gelang es, für viele dieser Substanzen Wirkungen nachzuweisen. Sie führten jeweils auf unterschiedlichem Wege zu Ergebnissen, die für die Tumorsituation entscheidend waren: erstens durch direkte tumorzellabtötende (zytotoxische) Wirkung, zweitens durch tumorhemmende (kanzerostatische) Wirkung und drittens durch eine immunmodulierende Wirkung. Letzteres bedeutet, dass das Immunsystem bezüglich der Quantität und Aktivität der für die Krebsabwehr wichtigen Zellen eine Steigerung erfährt.

Wirkungen:
1. tumorzellabtötend
2. tumorhemmend
3. immunmodulierend

Wenn man all diese Gesichtspunkte überblickt, muss man zu

dem im ersten Moment überraschenden Ergebnis der Inhaltsstoff-Forschung gelangen, dass die guten Wirkungen eines Mistelheilmittels gerade dadurch zustande kommen, dass sich eine Vielzahl von Einzelwirkungen sinnvoll miteinander verbinden.

Krebszellen und Immunsystem

Greifen wir als Beispiel die beiden wichtigen Stoffklassen Mistellektine und Viscotoxine heraus, so stellen wir fest, dass sie sowohl direkt auf die Krebszellen als auch auf das Immunsystem eine Wirkung haben. Das Viscotoxin hat eine zytolytische Aktivität. Das bedeutet, dass vorhandene Krebszellen durch dieses Gift aufgelöst werden. Die Mistellektine wirken dem gegenüber zytostatisch, das heißt, sie hemmen das weitere Wachstum von Krebszellen. Im Immunsystem des Menschen, der eine Misteltherapie erhält, bewirken die Viscotoxine eine Steigerung der Aktivität der T-Lymphozyten. Durch die Mistellektine kommt hinzu, dass eine Vielzahl wichtiger Zytokine wie Interleukin, Interferon sowie Tumornekrosefaktor vermehrt ausgeschüttet werden. Außerdem steigern sie die Aktivität der Killerzellen bezüglich deren Fähigkeit zur sogenannten Phagozytose. Dieser Begriff beschreibt die Fähigkeit einer Zelle, Fremdes, zum Beispiel Krebszellen, in sich aufzunehmen und durch Verdauung zu vernichten.

Wirksamkeitsnachweis an Tieren …

Auch für den interessierten Laien gibt es über diese heute sehr wichtige Thematik Literatur, auf die im Anhang dieses Buches genauer hingewiesen wird.

Zur Geschichte der Mistelforschung gehört es auch, dass schon früh in Tierversuchen die Wirksamkeit der Mistel gegen den Krebs nachgewiesen wurde. Schon in den 60er Jahren wurde in verschiedenen europäischen und amerikanischen Universitäten gezeigt, dass bei krebstragenden Mäusen die Tumoren nach Umspritzung mit einem Mistelpräparat beseitigt waren. Ein russischer Forscher wies zur gleichen Zeit nach, dass die Überlebenszeit von krebskranken Kaninchen durch die Behandlung mit der Mistel zu verdoppeln war und dass die behandelten Tiere sehr viel seltener eine Metastasierung bekamen. Ähnliche Versuche führte man zu dieser Zeit auch in Deutschland durch, wo die iscadorbehandelten Mäuse einerseits $2\,^{1}/_{2}$ mal so lange lebten wie die, welche nicht mit

Iscador behandelt wurden. Darüber hinaus bildeten sie keinerlei Metastasen, also Tochtergeschwulste, aus, wohingegen die unbehandelten 90 % Metastasenentwicklung zeigten.

Zum Glück erkannte man in den folgenden Jahren, dass den Tieren diese Versuche erspart werden sollten und dass man weitere Experimente genauso gut mit Gewebekulturen vornehmen konnte. Hierbei zeigte sich noch deutlicher, dass die Mistelextrakte eine selektive hemmende Wirkung auf Tumorzellen aufweisen. An vielen Universitäten wurden solcherlei Untersuchungen durchgeführt. Erwähnt seien die Ergebnisse an der Universität Hohenheim, wo zum Beispiel in einem Kulturmedium die bösartigen Zellen schon bei $1/_{100}$ mg Mistelextrakt bis zu 31,5 % gehemmt wurden, wobei nur eine geringe Hemmung auf die Entwicklung gutartiger Zellen eintrat.

... und an Gewebekulturen

Nach und nach konnten auch gewisse Wirkmechanismen aufgeklärt werden, die immer wieder zu dem übereinstimmenden Resultat führten, dass durch die Mistelgesamtextrakte beste Wirkungen hervorgerufen wurden. Ein wesentlicher Begriff in diesem Zusammenhang ist in letzter Zeit der der Apoptose. Man könnte hier vom programmierten Zelltod sprechen, der eigentlich ein natürlicher Vorgang ist und dafür sorgt, dass Zellneubildung und Zelluntergang in einem Gleichgewicht bleiben. Dieser programmierte Zelluntergang kann gegenüber bösartigen Zellen nun durch die Mistel forciert werden, so dass gegenüber dem Tumor nicht nur Gleichgewicht von Absterben und Neubildung, sondern ein Übergewicht des Absterbens hervorgerufen wird, was ja erwünscht ist. Wir dürfen also von einer gesicherten Wirkung auf die Krebszellen sprechen.

Beste Wirkungen durch Mistelgesamtextrakte

Ein heute besonders im Vordergrund stehender Bereich ist der der Wirksamkeit auf das Immunsystem. Dass das Abwehrsystem des Menschen überhaupt eine Bedeutung für die Krebsabwehr haben kann, ist noch gar nicht so lange im Bewusstsein der Mediziner. So wurden in früheren Jahren die Bemühungen, mit der Mistel dieses Abwehrsystem zu stärken, eher belächelt, bis man dann genauere Kenntnisse des Immunsystems hatte. Heute wissen

Die Bedeutung des Immunsystems

wir, dass sowohl die Lymphozyten, die für die Abwehr fremder, also auch der Krebszellen, verantwortlich sind, als auch die spezifischen Abwehrkörper gegen Krebszellen durch die Mistelbehandlung gefördert werden. Besonders wichtig scheinen hier die natürlichen Killerzellen, die nun auch in Zahl und Aktivität zu steigern sind. Das Interferon, das Interleukin, der Tumornekrosefaktor, um nur einige Beispiele zu nennen, stehen im Moment im Blickpunkt der Forschung.

Die wissenschaftlichen Grundlagen der Misteltherapie sind befestigt. Trotzdem bleiben selbstverständlich noch viele Fragen offen, ja es entstehen sogar bei der Mistelforschung immer wieder neue Aufgaben, deren Lösung uns sicherlich noch über lange Zeit beschäftigen wird.

Von der Pflanze zum Medikament

Von der Ernte bis zur Ampulle ist es ein langer Weg

Die Mistel, eine Pflanze mit einem außergewöhnlichen botanischen Charakter und mit einem hoffnungsvoll stimmenden naturwissenschaftlichen Profil, soll nun als Medikament Verwendung finden. Hierzu hat sie von der Ernte bis in die Ampulle einen langen Weg zurückzulegen. Dies gilt nicht nur geographisch, denn ein Großteil unserer Misteln muss in Südfrankreich, wo sie am häufigsten zu finden sind, geerntet werden, sondern auch für den ganzen Prozess, in dem ja nun die vielen Wirksamkeiten gut zubereitet werden sollen.

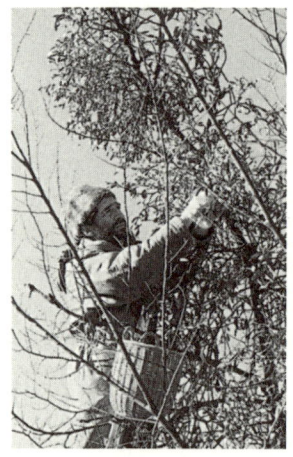

Mistelernte im Winter. Kultivierte Misteln auf Ulme.

Für das Mistelpräparat Iscador werden fünf verschiedene Misteln von fünf Wirtsbäumen geerntet. Es sind dies die Misteln vom Apfelbaum (Mali), von der

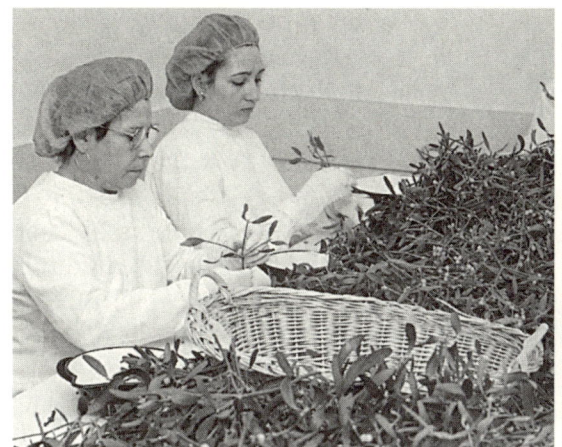
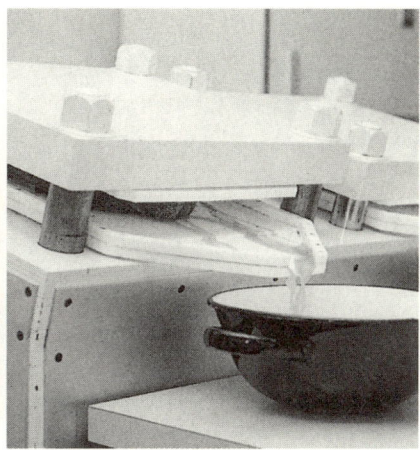

Verlesen der geernteten Misteln   *Abpressen des Pflanzenextraktes*

Eiche (Quercus), von der Kiefer (Pini), von der Ulme (Ulmi) und von der Tanne (Abietis). Hieraus werden schließlich die Iscador-Präparate M, Q, P, U und A gewonnen.

Um die Möglichkeiten der Pflanze ganz auszunutzen, werden zwei Ernten für die Weiterverarbeitung gebraucht: die eine im Sommer, die andere im Winter. Schon vor der Ernte wird ein großer Einsatz geleistet. Man bedenke nur, mit wieviel Geduld und Sorgfalt mancher Mistelbusch und Wirtsbaum gepflegt werden muss. So sind Eichen- und Ulmenmisteln heute selten geworden. In hingebungsvoller Weise bemühen sich Fachleute, zum Beispiel geeignete Eichen zu züchten, um auf ihnen dann die Mistel zu kultivieren.

Nach sorgfältigem Ernten und schonendem Transport gelangen die Pflanzen zum Verlesen. Hierbei geht es um die qualitative Kontrolle und Sortierung spezieller Pflanzenteile: ein- bis zweijährige Blätter, Stengel, Blüten und Fruchtanlagen und im Winter zusätzlich die gereiften Beeren. Anschließend folgen das Zerquetschen der Pflanze in einem Walzenstuhl und die Fermentation, in deren Verlauf es zu einer Säurebildung kommt, bei der sich die Inhaltsstoffe in gewünschter Weise konzentrieren lassen. Die milchsauer vergorenen Pflanzen werden dann ausgepresst, wo-

Wirtsbäume: Apfelbaum – Eiche – Kiefer – Ulme – Tanne

Pflege der Mistelbüsche und der Wirtsbäume

Herstellung bis zum Extrakt – Sommer- und Wintersaft

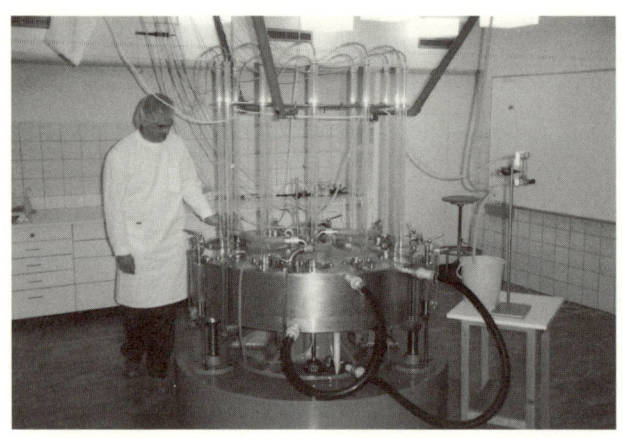

durch sich ein konservierbarer Extrakt bildet. So gewinnen wir schließlich zweierlei Mistelsäfte: den Sommersaft und den Wintersaft. Was lange Zeit als merkwürdige Eigenwilligkeit erschien, findet heute auch eine wissenschaftliche Begründung. So sind zum Beispiel im Wintersaft die Mistellektin-Aktivitäten besonders hoch, wohingegen im Sommersaft die Viscotoxine viel höhere Werte aufweisen.

Die Maschine. Hier findet der wesentliche Schritt statt auf dem Weg der Mistel zum Krebsheilmittel.

Das eigentliche Krebsheilmittel wird nun aus beiden Säften in einem komplizierten Verfahren wiederum nach Angaben Rudolf Steiners einmal im Frühling und einmal im Herbst erstellt. Die Mischung erfolgt in einem aufwendigen Verfahren: In einer Maschine befindet sich eine Scheibe von 1 m Durchmesser, die mit 10.000 Umdrehungen in der Minute rotiert. Auf diese Scheibe wird kontinuierlich in die Mitte der Wintersaft gebracht, so dass er sich horizontal ausbreitet, während der Sommersaft vertikal in den Rand der Scheibe getropft wird. Dieses Verfahren ergibt eine intensive Durchmischung beider Säfte, und man kann schon bei der Vorstellung miterleben, dass es nicht nur zum Ziele hat, eine möglichst gute substantielle Durchmischung zu erreichen, sondern dass ein ganz besonderer Prozess angestrebt ist, der dann über die substantiellen Wirkungen hinaus im Heilmittel anwesend ist.

Intensive Durchmischung von Sommer- und Wintersaft

Dass tatsächlich ein deutlicher Unterschied besteht zwischen kompliziertem und einfachem Gemisch, konnte inzwischen auch experimentell nachgewiesen werden. Hierzu wurden Versuche mit Kressekeimlingen durchgeführt, deren Keimrate und Sprosswachstum sowie Widerstandskraft gegenüber Fäulnis und Pilzbefall bei dem auf so komplizierte Weise hergestellten Mistelpräparat deutlich höher war als bei einem auf einfache Weise zusammengerührten Sommer/Winter-Mistelsaftgemisch.

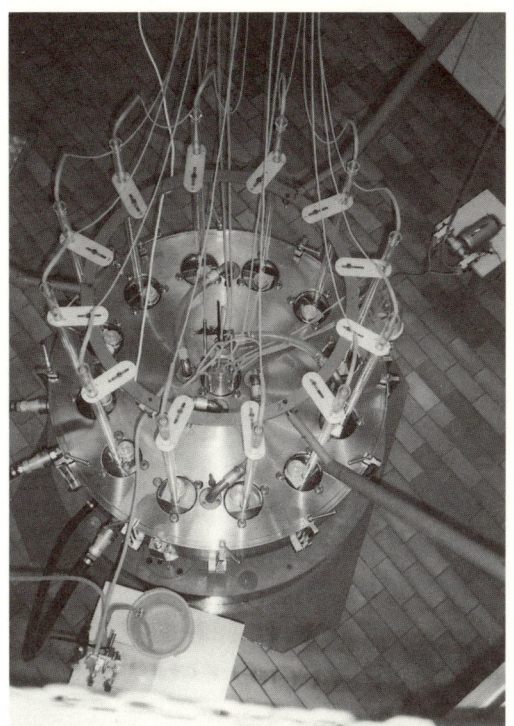 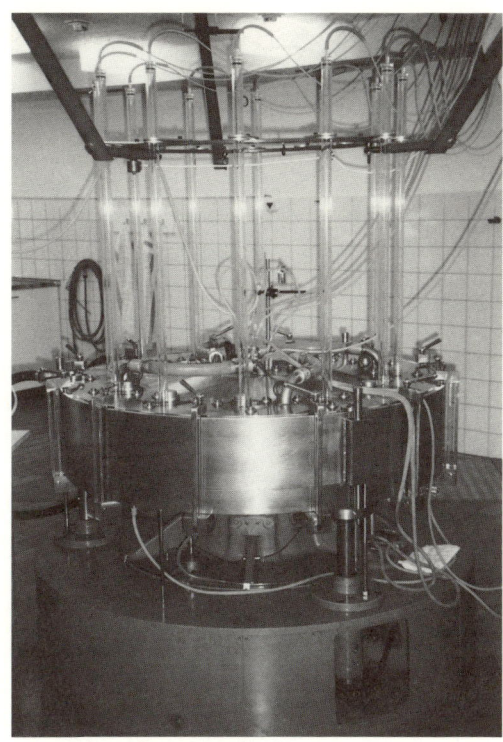

Ist das Medikament nun hergestellt, schließen sich noch etliche *Qualitätskon-*
notwendige, in den Laboratorien durchzuführende Qualitätskon- *trollen*
trollen an. Diese beziehen sich auf die Stabilität der typischen äußeren Merkmale, auf den gleichbleibenden Extraktgehalt sowie auf die
biologische Aktivität und den Gehalt misteltypischer Inhaltsstoffe.

Diese skizzenhafte Darstellung des Weges und des für diesen
Weg nötigen Einsatzes vieler Menschen bis hin zum fertigen Heilmittel soll für alle, die dieses Heilmittel dann benötigen, eine Hilfe
sein. Es fördert die Beziehung zu meinem Medikament, wenn ich
einiges über seine Entstehung weiß, und dieses Wissen erleichtert
es mir dann auch, mich mit noch größerem Gewinn der Heilkraft
dieses Medikamentes zu öffnen.

Anthroposophische Gedanken zur Mistel als Heilpflanze

Fühlen wir uns nicht mit unserer Krankheit erst dann richtig ernst genommen, wenn diese nicht als bloßer Defekt missverstanden wird? Punktuelles Krankheitsgeschehen empfinden wir als Ergebnis einer Entwicklung. Diese Entwicklung, diesen Prozess möchten wir im therapeutischen Vorgehen berücksichtigt wissen. So ist es einleuchtend, wenn wir erfahren, dass auch das spezifische Heilmittel in seiner Herstellung einem Prozess unterzogen wird. Wir können uns bildhaft ausmalen, dass dadurch die ohnehin wirksamen Inhaltssubstanzen geradezu auf eine höhere Stufe gehoben werden.

Ist vielleicht gerade dieser besondere und komplizierte Vorgang der Mistelverarbeitung dafür verantwortlich, dass die Mistel nicht nur günstig auf Krebs und Immunzellen wirkt, sondern darüber hinaus, wie die Erfahrung zeigt, bis in das Geistig-Seelische hinein stärkt? Materialistische Erklärungen reichen nicht aus, um diese von Patientinnen und Patienten, von Angehörigen, aber auch von rein allopathisch ausgerichteten Hausärzten erfahrenen Wirkungen zu begründen. Wir können Bilder zur Hilfe nehmen, die uns die Pflanze selbst gibt und die uns ihre Beziehung zum erkrankten Menschen deutlich macht.

Sie verhält sich sehr eigensinnig, die Mistel

Begeben wir uns einmal im Winter zu einem großen misteltragenden Baum. Vertiefen wir uns in diesen Anblick. Ganz ohne Zuhilfenahme botanischer, wissenschaftlicher Kenntnisse wird uns die Besonderheit zur Empfindung. Wie Wesen einer anderen Welt, wie Gäste erscheinen uns diese kugelförmigen Pflanzengebilde. Es ist, als ob die Pflanze durch ihre Kugelform einen eigenen Kosmos zu bilden versuchte. Andererseits war das Auffällige, dass sich die Misteln in ihren Beziehungen zum Kosmischen sehr eigensinnig verhalten. Ihren Weg zur Erde haben sie nicht zu Ende geführt, sie meiden die direkte Erdberührung, ja sie bilden auch auf dem Baum nicht einmal Wurzeln aus. Viel mehr wecken sie in uns Erinnerungen an Blütenhaftes. Und sie selbst tragen ja auch ihren eigenen Blütenprozess, entgegen dem üblichen Laufe der Natur, in den Winter hinein. Im Sommer haben sie sich geradezu aristokratisch im Laub ihres Wirtsbaumes vor der Sonne geschützt, haben die imponderablen Sommerprozesse in sich aufgenommen und präsentieren uns dann ihren selbstbewussten Umgang mit Licht und Wärme und mit den Formkräften in der Winterszeit.

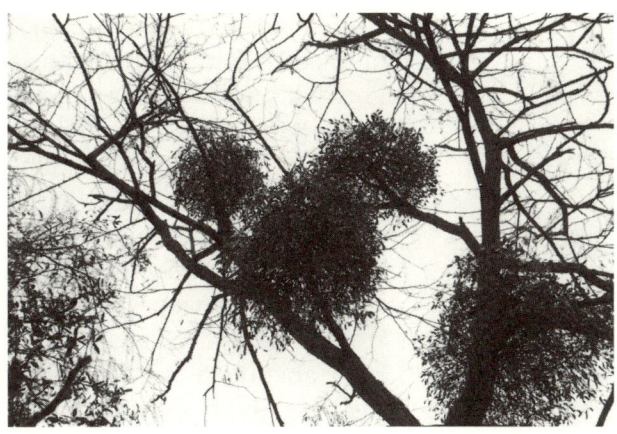

Laubholzmistel-büsche im Winter

Rudolf Steiner erlebt in diesen Vorgängen geradezu eine Steigerung des Blütenprozesses, und er bezeichnet diese Antitendenz, die die Mistel in allem zeigt, als das, worin sich die Heilkraft dieser Pflanze ausdrückt.

In der «Antitendenz» drückt sich die Heilkraft aus

Die Mistel steht als Irrsinn der Natur dem Irrsinn gegenüber, den die Krebskrankheit für das Menschenwesen ist. Es wird deutlich, wie viele Facetten dieser Irrsinn hat, und es ist jetzt nur noch ein kleiner Schritt, die verschiedenen Kräfte, die diese aristokratisch außergewöhnliche Pflanze in sich trägt, in Beziehung zu setzen mit jenen im ersten Kapitel (S. 24 ff.) beschriebenen Facetten der Krebskrankheit. Auch folgender Gedanke kann noch hilfreich sein und sollte bewegt werden: Das Karzinom als Krankheit unserer Zeit wird geheilt durch eine Pflanze, die wie aus einem früheren Zeitalter in das unsere hereinzuwirken scheint. Die Geste, die so entsteht, ist diese: Die Mistel versetzt den Menschen in den Zustand vor der Krankheit. So hat sich Rudolf Steiner das Geschehen gezeigt.

In der Mistel steht ein «Irrsinn» der Natur dem «Irrsinn» der Krebskrankheit gegenüber

Über diese Andeutung hinaus, sei noch dazu angeregt, sich mit dem Baldurmythos zu beschäftigen (siehe oben, S. 39 ff.). Ein solcher Mythos will uns etwas sagen über die geistige Entwicklung des Menschen. Baldur erleidet durch das Gift der Mistel den Tod.

Aus der Überwindung eines Hindernisses erwachsen neue Kräfte

Dies hindert ihn zunächst an seiner weiteren Entwicklung, so wie in unserer Zeit durch die einseitig materialistische Denkweise die Entwicklung der ganzen Menschheit behindert wird. Und doch ist dieses Hindernis notwendig, da aus seiner Überwindung neue Kräfte erwachsen. In ähnlicher Weise wirkt das Gift der Mistel, wenn es wirklich zum Heilmittel bereitet wurde, im Menschen, indem es in ihm alle Kräfte zur Überwindung des physisch-materiellen Krebsgeschehens wachruft.

Solche Gedanken sind im ersten Moment schwierig mitzuvollziehen, besonders wenn sie nur angedeutet werden können. Es kann aber doch auch immer Tröstliches aus dem Wissen erwachsen, dass man sich einem Heilmittel anvertrauen darf, das aus einer so bedeutungsvollen Pflanze gewonnen wurde.

Was dürfen wir erwarten?
Möglichkeiten und Grenzen

Welche Hoffnungen dürfen wir uns machen?

Welche Hoffnungen darf ich mir machen? Was kann in meinem Falle durch die Misteltherapie erreicht werden? – Dies sind die für jeden Betroffenen wohl brennendsten Fragen. Obwohl eigentlich jeder weiß, dass eine konkrete Antwort auf eine solche Frage von niemandem gegeben werden kann, möchte man doch zu gerne hierüber sprechen und sucht nach Anhaltspunkten. Wenn sich der beratende Arzt, was vielfach geschieht, an Statistiken festhält, findet er vielleicht solche Anhaltspunkte, muss sich aber doch auch eingestehen, dass er an dem einzelnen Menschen, um den es ja geht, vorbeiredet.

Im Einzelfall sind Statistiken nur von geringem Wert

Aus Statistiken werden Regeln entwickelt, und man läuft schnell Gefahr, sich diesen Regeln zu unterwerfen. Der Verlauf einer Krankheit ist aber – das zeigt jede Erfahrung – nicht von Regeln zu bestimmen und auch nicht von Regeln abhängig. Im Verlaufe langjähriger Therapieerfahrung treten immer mehr die Ausnahmen von allen Regeln in den Vordergrund und vermitteln so die Sicherheit, dass letztlich mit dieser Therapie, wenn nicht alles, so doch zumindest sehr viel möglich ist. Wie sonst wären die vielen glücklichen Verläufe zu verstehen? Vielen Menschen schilderte man vor Jahren ihre Aussichten in den düstersten Farben, und dennoch geht es ihnen heute sehr gut.

Eine Krankengeschichte:

Ein heute 48-jähriger Lehrer hatte vor inzwischen 25 Jahren zunächst ein Hodenkarzinom und dann eine Lungenmetastasierung. Diese konnte nicht operiert werden und wurde unter der Chemotherapie immer größer. Daher wurde diese Behandlung nach einigen Zyklen abgebrochen. Unter der Mistelbehandlung stabilisierte sich die Situation, und entgegen allen aufgrund der Statistik anzunehmenden Erwartungen ging es dem Patienten gut und immer besser. Dies ist bis heute so geblieben bei beharrlicher Fortsetzung und Durchführung der Therapie.

Nicht nur bei diesem Patienten, auch sonst steht am Anfang das Bemühen, mehr zu erreichen als das, was gemeinhin für möglich gehalten wird. Ohne dass Wunder versprochen werden dürfen, gelingt es so doch in sehr vielen Situationen, entscheidende Hilfe zu geben.

Dies ist eine Tatsache, die mittlerweile durch eine größere Anzahl von Studien, die in verschiedenen Kliniken mit Mistelbehandlung durchgeführt wurden, ihre Bestätigung fand.

Studien bestätigen die lebensverlängernde Wirkung der Mistelbehandlung

Von Helmut Kiene wurden 46 dieser Studien unter die Lupe genommen und aufs genaueste geprüft. Eine Prüfung, die insgesamt zu einem ermutigenden Ergebnis führte. Dieses Ergebnis wird nur unerheblich dadurch geschmälert, dass ein Teil dieser Studien, insbesondere durch äußere Widrigkeiten, nicht befriedigend zu Ende geführt werden konnte. Immerhin ist es doch erfreulich, dass auch Kiene als objektiver Gutachter zusammenfassend feststellt, dass gerade die sorgfältiger durchgeführten Studien alle deutliche Hinweise auf eine lebensverlängernde Wirkung der Mistelbehandlung erbrachten.

Auch wenn solche Studien für uns auf keinen Fall im Vordergrund stehen, ist es doch gut, von ihnen zu wissen, da sie bei mancher Auseinandersetzung mit ins Feld geführt werden können. Die folgende Übersicht gibt Aufschluss über Tumorart und Anzahl der vorliegenden Arbeiten.

Tumorkategorie	*Anzahl der Studien*
Harnblasenkarzinom	3
Prostatakarzinom	1
Diverse Genitalkarzinome	2
Zervixkarzinom	1
Ovarialkarzinom	3
Mammakarzinom	11
Magenkarzinom	2
Pankreaskarzinom	1
Kolorektale Karzinome	6
Lebermetastasen, diverse Primärtumore	3
Bronchialkarzinom	5
Pleurakarzinome	1
Malignes Melanom	4
Chronisch-myelotische Leukämie	1
Plasmozytom	1
Lebensqualität	1

Mammakarzinom Wenden wir uns zuerst dem Mammakarzinom, dem Brustkrebs, zu, bei dessen Behandlung wir immer wieder ganz besonders gute Erfahrungen machen. Dass es sich hier nicht um Einzelerfahrungen handelt, belegen die vielfältigen Studien, die unter der Leitung von Professor Georg Salzer über viele Jahre hin in Wiener Kliniken durchgeführt wurden. Als Besonderheit zeigte sich Professor Salzer, dass der immer beobachtete Gewinn, den die Misteltherapie für die behandelten Patientinnen erbrachte, desto deutlicher ins Auge fiel, je fortgeschrittener die Krankheit bei Beginn der Behandlung war. Am Ende seiner Arbeiten blickte Professor Salzer zurück auf über 3.000 Brustkrebspatientinnen mit dem Ergebnis, dass ganz egal, wie die Projekte durchgeführt wurden, ob es sich um Vergleiche mit unbehandelten, chemotherapierten oder bestrahlten Patientinnen handelte, immer für die Patientinnen in der Mistelgruppe ein deutlicher Vorteil entstand.

Bei der Behandlung des Lungenkarzinoms wurden vergleichbare *Lungenkarzinom* Beobachtungen gemacht. Auch hier war bei einem günstigeren Ausgangsstadium der Vorteil der mistelbehandelten Patienten nicht so eindrucksvoll, aber doch deutlich. Bei den schwierigeren Fällen, bei denen schon Lymphknoten krebsbefallen waren, war dann das Ergebnis ganz ausgeprägt.

Ein weiteres Anwendungsgebiet in Wien war die Misteltherapie *Magenkarzinom* beim Magenkarzinom. Auch hier sprechen die Zahlen für diese Behandlung. Die begonnene Studie konnte seinerzeit nicht zu Ende geführt werden, weil schon bald in der Vergleichsgruppe, die eine Chemotherapie erhielt, diese Therapie wegen zu massiver Unverträglichkeit abgebrochen werden musste.

Bei all seinen Studien machte Professor Salzer eine übereinstim- *Verbesserung des* mende Beobachtung, die er in einer Veröffentlichung folgenderma- *Allgemeinbefin-* ßen darstellt: «Im Gegenteil zur zytostatischen Nachbehandlung, *dens* die praktisch obligat und subjektiv oft sehr belastend ist, beobachteten wir auf die Misteltherapie hin regelmäßig eine Verbesserung des Allgemeinbefindens, die nicht selten zu völligem Gesundheitsgefühl und Wiederherstellung der Arbeitsfähigkeit führte, obwohl auch der Tumor langsam progredient ist.»

Damit weist Professor Salzer hin auf das wesentliche Beobach- *Lebensqualität!* tungsfeld der Lebensqualität, die ja zusätzlich eine Frage sein muss, wenn es um Therapieentscheidungen geht. Rückbildung des Krebses und Verlängerung der Überlebenszeit sind zwei wichtige Faktoren, die aber doch nur bis zu einer gewissen Grenze durch Beeinträchtigung des Lebensgefühls und der Lebensfreude erkauft werden dürfen. Umso wertvoller ist es, in der Mistel eine Therapiemöglichkeit zu haben, die alle drei Ziele miteinander zu erreichen vermag.

Pleurakarzinose Als ein letztes sehr beeindruckendes Ergebnis unter den vielen Wiener Arbeiten sei die Behandlung der Pleurakarzinose mit Iscador genannt. Bei der Pleurakarzinose handelt es sich um einen Krebsbefall von Lungen- und Rippenfell, durch den es zu einer vermehrten Wasseransammlung in dem Zwischenraum zwischen diesen beiden Häuten kommt, dem sogenannten Pleuraerguss. Es ist eine bewährte Methode, solche Ergussbildungen zu beruhigen und damit dem betroffenen Menschen enorme Erleichterung zu verschaffen, indem man nach Ablassen der Flüssigkeit in den Pleuraspalt hinein eine Dosis Iscador gibt. Im Ludwig Boltzmann Institut in Wien wurde diese Methode statistisch aufgearbeitet, wobei sich zeigte, dass bei 141 Patientinnen und Patienten nach durchschnittlich 3,1 solcher Punktionen ein endgültiger Erfolg erzielt war.

Weitere Studien sind in Arbeit Es würde zu weit führen, auf sämtliche Studien genauer einzugehen. Jede für sich liegt veröffentlicht vor, sofern die Untersuchung abgeschlossen werden konnte. Mit einiger Spannung darf man auf die Ergebnisse einer sehr umfassenden Arbeit des Heidelberger Professors Ronald Grossarth-Maticek warten, der über viele Jahre hin den Einfluss psychosozialer Faktoren auf den Krankheitsverlauf bei Krebs untersuchte, dabei aber auch, wie erste Zwischenauswertungen zeigen, herausfand, dass die mit Iscador behandelten Patientinnen und Patienten unabhängig vom psychosozialen Status immer einen deutlich besseren Verlauf aufwiesen.

Malignes Melanom Schließlich sei noch auf die Erfahrungen, die in der Dermatologischen Uniklinik Basel bei der Behandlung des malignen Melanoms gemacht wurden, hingewiesen. Hier hatte man sich entschlossen, über viele Jahre hin einen Teil der operierten Melanompatienten mit Iscador nachzubehandeln mit dem Erfolg, dass, obwohl die mit Mistel behandelten Patienten ein deutlich höheres Risiko als die Vergleichsgruppe trugen, sie doch auffallend länger lebten. Ein schönes Ergebnis, das auch durch die Vielzahl von Einzelbeobachtungen, die wir in der Behandlung dieser doch sehr ernsten Krebskrankheit machen dürfen, immer wieder Bestätigung findet.

Einige Einzelbeobachtungen bezüglich Krankheitsverläufen seien hier geschildert, um auch auf diese Weise einer Antwort auf die Frage nach den Möglichkeiten der Misteltherapie näher zu kommen. So wichtig es ist, die Einmaligkeit eines jeden Menschen und damit auch eines jeden Krankheitsverlaufes zu betonen, so lassen sich doch Gruppen zusammenfassen, etwa unter dem Gesichtspunkt, wie die Situation zu Beginn der Therapie war. *Einzelbeobachtungen*

Eine große Gruppe bilden dabei jene Patientinnen und Patienten, die sich nach einer erfolgreichen Krebsoperation eine Behandlung wünschen. Unter diesen sind dann wiederum jene besonders beeindruckend, die aufgrund der Diagnose dringend angeraten bekamen, eine aggressive Nachbehandlung vorzunehmen, die aber jegliche Chemotherapie oder Strahlentherapie ablehnen.

Eine Krankengeschichte:

Eine 1923 geborene Patientin entdeckte mit 59 Jahren einen großen Tumor in ihrer rechten Mamma; unter der Operation stellte sich dann heraus, dass auch schon viele Lymphknoten der Achselhöhle krebsbefallen waren. Sie konnte sich trotz dieses Befundes nicht dazu durchringen, eine aus statistischen Ergebnissen heraus begründete chemotherapeutische und strahlentherapeutische Nachbehandlung durchführen zu lassen. Stattdessen begann sie 1982 mit der Iscador-Therapie und führte diese getreulich über etliche Jahre durch. Sie ist wie viele vergleichbare Brustkrebspatientinnen bei bester Gesundheit, ohne dass je wieder ein Zeichen der Erkrankung zu vermelden war.

Rezidive Eine andere Gruppe bilden jene Patienten, bei denen nach Primär-
erkrankung und Operation die Krankheit erneut auftritt. Zu diesem erneuten Auftreten, den sogenannten Rezidiven, ist es bei
vielen unserer Patienten sogar mehrfach gekommen.

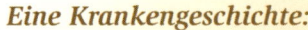

Eine Krankengeschichte:

Eine 1952 geborene Melanompatientin bekam im Alter von 33
Jahren einen großen Tumor im rechten Unterschenkel operiert.
In den Jahren 1988 bis 1990 kam es noch siebenmal zum
Auftreten dieser Krankheit, was siebenmal Operationen nach
sich zog. Nach dem vierten Auftreten begann die Iscador-Be-
handlung, unter der in den ersten Monaten noch mehrfach
Aktivitäten der Krankheit zu verzeichnen waren. Dann stellte
sich aber 1991 völlige Ruhe ein, die bis heute anhält.

Für eine wiederum andere Gruppe steht folgender Patient.

Eine Krankengeschichte:

2 Jahre nach der Operation des Primärtumors, wiederum eines
malignen Melanoms, traten bei einem Patienten nicht nur Metastasen der Haut, sondern Organmetastasen auf. Fünf Rund-
herde in der Lunge waren zu verzeichnen, als die Iscador-
Therapie einsetzte. Nach einem halben Jahr war der Befund
auf zwei Lungenmetastasen geschrumpft, und nach weiteren
vier Monaten konnte man, und dies bis heute, von einem kom-
pletten Verschwinden der Metastasen sprechen.

Eine vierte Gruppe bilden die Patienten, die sich in der schwieri-
gen Situation befinden, dass bereits der primäre Tumor nicht durch
Operation zu entfernen war und darüber hinaus unter Umständen
auch mit aggressiveren Methoden nicht behandelt werden konnte.

Eine Krankengeschichte:

Bei einem 1920 geborenen Patienten musste man ein großes malignes Tumorgeschehen der Pleura diagnostizieren. Es konnte nicht mit Sicherheit bestimmt werden, ob es sich um eine Metastasierung fünf Jahre nach Operation eines Nierenkarzinoms handelte oder ob hier ein ganz neues Krebsgeschehen vorlag. Eine chemotherapeutische Behandlung wäre hier nur ein Experiment gewesen, von dem man sich nicht viel versprach. Stattdessen erhielt der Patient von November 1993 bis September 1994 eine Misteltherapie, und zu aller Überraschung war daraufhin bei den routinemäßigen Nachkontrollen im Kantonsspital keine Spur von einem Tumor mehr zu finden. Dem Patienten ging und geht es heute entsprechend ausgezeichnet. Da Zweifel an der ersten Diagnose laut wurden, kam es zur nochmaligen Beurteilung mit dem gleichen Ergebnis wie zu Beginn: Es hatte sich um ein hochgradig bösartiges Geschehen gehandelt.

Diese vier Beispiele im Telegrammstil deuten einiges von den Möglichkeiten der Misteltherapie an, wobei in der Kürze der Darstellung manche wichtige Frage zunächst unbeantwortet bleibt. Wir haben uns hier bewusst darauf beschränkt, die Beziehung von Karzinom und Mistel herauszufiltern, und all das ebenfalls Wichtige, was den erkrankten Menschen und die erweiterte Therapie angeht, beiseite gelassen. Dies geschah, um zu verdeutlichen, dass in vielen Fällen, in denen Anderes zunächst gar nicht möglich ist, allein durch eine gezielte, wohldosierte Mistelbehandlung schon Enormes erreicht wird.

Wie dies in ganz unterschiedlichen Situationen möglich wird, veranschaulichen einige Charakteristiken. Dass sie knapp und diagrammartig gehalten waren, darf uns nicht darüber hinweg täuschen, dass sich hinter jeder dieser Charakteristiken ein Mensch verbirgt, auf den es zuallererst einmal ankommt. Außerge-

Die Gesundung hängt auch ab vom Willen des einzelnen Menschen und von untersützenden Maßnahmen

wöhnliche Erfolge sind oft überhaupt nur dadurch möglich, dass der Einzelne die Therapie bewusst ergreift. Und so gehörte eigentlich zu jedem Diagramm eine ausführlichere Beschreibung dessen, wie sich jeweils ganz individuell die Auseinandersetzung mit der Krankheit und das Wahrnehmen der Misteltherapie vollzogen hat und wie so zu der selbstverständlich vorhandenen objektiven Mistelwirkung eine Wirkung dazutritt, die man als die jeweils subjektive bezeichnen könnte. Diese hängt in hohem Maße davon ab, so zeigt die Beobachtung, wie stark der Wille zur Gesundung im Einzelfall ausgeprägt ist und wie er durch andere Maßnahmen Unterstützung findet.

Es gibt keine absoluten Prognosen über den Verlauf einer Krankheit!

Es hat natürlich, wie jede Krebstherapie, auch die Misteltherapie ihre Grenzen. Grenzen, die wir oftmals sehr schmerzhaft erleben müssen, vor die wir uns in Anbetracht einer ernsten Krankheit immer wieder gestellt sehen. Viele Ärzte halten es für ein Gebot der Wahrhaftigkeit, diese Grenzen ganz besonders zu Beginn einer Therapie zu betonen, um falsche Hoffnungen zu vermeiden. «Man muss dem heutigen mündigen Patienten die Wahrheit sagen!», ist eine sicher berechtigte Forderung. Doch was ist zu tun, was ist für den betroffenen Menschen am hilfreichsten, wenn eine solch absolute Wahrheit gar nicht existiert, wenn man sehr wohl weiß, dass es ganz verschiedene Möglichkeiten der Entwicklung gibt? Wie gewichtet man all jene guten Krankheitsverläufe, die mit der Misteltherapie erreicht wurden, obwohl sie eigentlich nicht so zu erwarten waren, der naturwissenschaftlichen Wahrscheinlichkeit nicht entsprachen?

Mobilisierung von Hoffnungskräften – immer ist ein Neuanfang zu wagen

Immer, wenn solche Fragen zur Sprache kommen, muss ich doch spontan an die Vielzahl von Patientinnen und Patienten denken, die seit vielen Jahren in unserer Behandlung sind und denen es sehr gut geht, obwohl man ihnen vor diesen Jahren sagte, sie dürften sich nur noch auf einen Zeitraum von wenigen Monaten einstellen. Nennt man aber solche festen, irgendwelchen Statistiken entlehnten Grenzen, belastet man unter dem Motto einer fragwürdigen Wahrheitsliebe den Patienten über Gebühr. Man nimmt ihm Hoffnungskräfte, Kräfte also, die er dringend bräuchte, um seinen Weg mit der Erkrankung positiv zu gestalten. Tatsächlich ist die Wahrheit immer individuell. Unsere Aufgabe kann nur sein, alle Kräfte zu mobilisieren, die den Menschen voran bringen. Dazu ist es nicht nötig, zu verschweigen, dass jede Therapie, so auch die unsere, ihre Grenzen hat – was den Patienten ohnehin meist klar ist. Viel wichtiger ist es, mit Beginn der Therapie wieder und jedesmal einen Neuanfang zu wagen, um letztlich das Unmögliche möglich zu machen. Denn auch hierüber gibt es Statistiken, dass Patienten, die sich nicht passiv dem Krankheitsgeschehen hingeben, sondern aktiv die Auseinandersetzung wagen, deutlich bessere Aussichten haben.

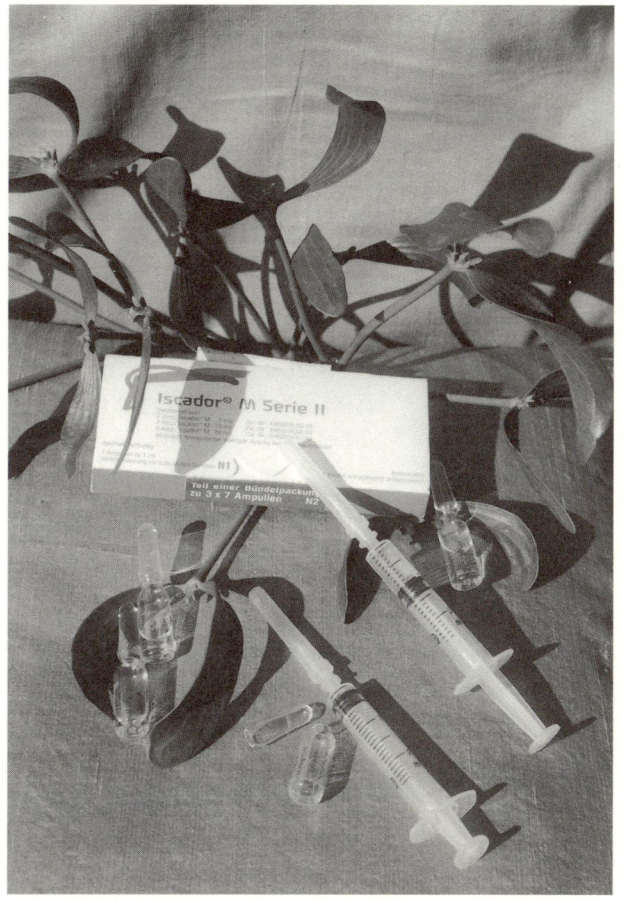

Der Schritt zur Tat – die praktische Durchführung der Misteltherapie

Das zur Injektion bereitete Mistelpräparat

Wenden wir uns nun den praktischen Fragen der Therapie zu. Um mit einer Mistelbehandlung beginnen zu können, müssen zwei Voraussetzungen erfüllt sein. Erstens muss aus der Vielzahl verschiedener Präparate und Dosierungen die im Einzelfall richtige ausgewählt werden. Zweitens muss die praktische Fertigkeit gewährleistet sein, die Mistelspritzen unter die Haut zu verabrei-

Zwei Voraussetzungen der Mistelbehandlung

chen. Es handelt sich bei jeder Misteltherapie – dies ist anders nicht möglich – um eine Injektions-, eine Spritzenbehandlung.

Es ist, um den zweiten Punkt vorwegzunehmen, nicht schwierig, das Spritzen selbst zu erlernen, so dass man als Patient unabhängig von Fachkräften sich zur rechten Stunde jeweils die kleine Menge von 1 ml mit feinsten Nadeln unter die Haut spritzen kann. Sicherlich ist es nützlich, sich ein-, zweimal von Arzt, Sprechstundenhilfe oder Krankenschwester den Ablauf zeigen und erklären zu lassen.

Es beginnt mit dem Öffnen der Ampulle, die am Hals unter einem roten Punkt schon angesägt ist und dadurch leicht aufgebrochen werden kann. Anschließend wird am leichtesten über die Nadel der Inhalt der Ampulle in die Spritze hineingesogen, dann muss überschüssige Luft durch Senkrechthalten aus der Spritze wieder entfernt werden; schließlich wird – nach Desinfektion der vorgesehenen Hautstelle – die Nadel in eine mit der anderen Hand vorbereitete Hautfalte gestochen und durch Eindrücken des Stempels das Medikament sich selbst verabreicht.

Wenn also der zweite Teil der Praxis ganz in die Hände des Betroffenen selbst gelegt werden kann, gilt dies für den ersten oben genannten Punkt nicht.

> *Für die Entscheidung, welches Präparat in welcher Rhythmik und in welcher Dosierung jeweils zur Anwendung kommt, braucht es den Rat und die Verordnung durch eine erfahrene Ärztin oder einen erfahrenen Arzt.*

Die Vielfalt der Möglichkeiten ist groß. Sie fängt schon damit an, dass neben dem bestbekannten Mistelpräparat Iscador, das die weiteste Verbreitung gefunden hat und mit dem die meisten Erfahrungen vorliegen, noch andere Mistelpräparate entstanden sind. Es sind dies das Helixor, das Viscum Abnoba, das Iscucin und das Vysorel. Aus einer Zusammenarbeit von Theodor Schwenk mit Frau Dr. Hedwig Erasmy ging ein weiteres Mistelpräparat hervor, das nur auf Rezeptur erhältlich ist. Nur diese Präparate sind unter den in diesem Buch genannten Kriterien ernst zu nehmen. Alle anderen entstammen einer rein naturwissenschaftlichen Denkweise und stellen einzelne Inhaltsstoffe und Wirkmechanismen in den Vordergrund, wenn sie sich nicht sogar bemühen, diese isoliert zur Anwendung zu bringen.

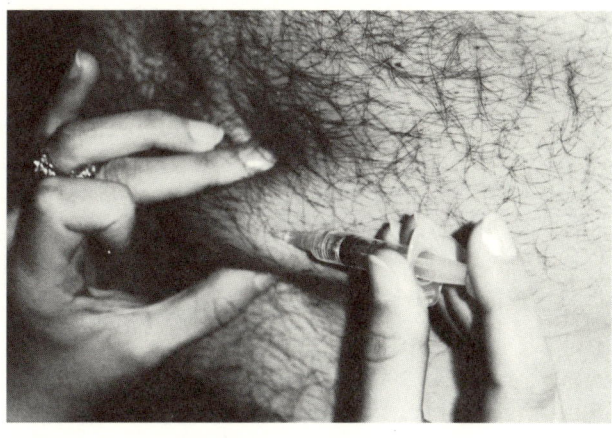

Aber auch wenn man nur auf das Mistelpräparat Iscador blickt, stehen schon fünf verschiedene Präparate zur Wahl: Iscador M (Apfelbaum), Q (Eiche), P (Kiefer), U (Ulme) und A (Tanne). Dazu kommt, dass alle diese Präparate in Dosierungen zwischen 0,001 und 50 mg vorliegen, so dass nach der Präparatwahl die Dosiswahl wesentlich ist. Auch die Häufigkeit der Injektionen ist vom Arzt festzulegen und richtet sich nach den jeweiligen Erfordernissen. So kann es, wenn auch selten, nötig sein, tägliche Injektionen zu geben; häufiger ist allerdings ein zweitägiger Rhythmus bzw. die Gabe von zwei bzw. drei Spritzen pro Woche. Auch wenn eine solche Medikation einmal festgelegt ist, gilt sie nicht längerfristig absolut, sondern kann und muss je nach Verlauf der Erkrankung und nach Reaktion des Patienten vom Arzt immer wieder variiert werden. Zur Einstellung bedient sich der behandelnde Arzt verschiedenster Beobachtungen, die einerseits direkt am Patienten ablesbar sind, andererseits spezielle Untersuchungen nötig machen. So ist ja gewünscht, dass neben einer günstigen Beeinflussung des Tumorgeschehens selbst sich gewisse Funktionen, wie zum Beispiel Appetitlosigkeit oder Schlafstörungen verbessern, Schmerzen sich verringern, die Leistungsfähigkeit zunimmt oder auch die psychische Verfassung sich stabilisiert.

Eine weitere Ebene der Beobachtung gelingt mit Hilfe des

Die Injektion unter die Haut ist einfach auszuführen.

Präparat, Dosis und Häufigkeit der Injektion müssen vom Arzt bestimmt werden!

Labors. So erwartet man unter der Mistelbehandlung eine Reaktion der weißen Blutkörperchen, insbesondere der Lymphozyten, und legt hier nochmals Wert auf ganz spezielle Untergruppen. Bekannt sind zum Beispiel die sogenannten Natürlichen Killerzellen. Überhaupt ist die Beobachtung des Immunsystems ein wesentliches Element der Beurteilung, das in den letzten Jahren ständig an Bedeutung gewonnen hat.

Eine zusätzliche Hilfe, die Reaktion einzuschätzen, verlangt wiederum die Mithilfe des Patienten durch regelmäßige Messungen der Temperatur. Hieraus wird ablesbar, ob und wenn ja, bei welcher Dosierung und bei welchem Präparat die gewünschten Reaktionen, das heißt leichte Erhöhung der Temperatur oder Verbesserung der tagesüblichen Temperaturschwankungen zu beobachten sind.

So kann sich die Praxis der Misteltherapie nur durch ein gutes Zusammenarbeiten von Patient/In und Arzt/Ärztin richtig entwickeln und erfolgreich zur Anwendung gebracht werden. Es sei eingeräumt, dass natürlich in den schon erwähnten Studien mit der Mistel eine solche individuelle Vorgehensweise gar nicht möglich war, dass dort also tatsächlich mit einer mehr schematischen Behandlung vorlieb genommen werden musste und dass man ja auch da sehr wohl günstige Wirkungen beobachtet hat. Diese sind aber durch individuellere Vorgehensweise noch zu verbessern, darüber gibt es keinen Zweifel.

Der Vollständigkeit halber sei erwähnt, dass es in der Praxis natürlich noch andere Behandlungsmethoden gibt, welche nicht vom Patienten selbst vorgenommen werden können. Zu nennen ist zum Beispiel die Infusion mit Mistelpräparaten, wobei eine Ampulle des Präparates in physiologischer Kochsalzlösung verdünnt über einen längeren Zeitraum, ca. zwei bis drei Stunden, in die Vene verabreicht wird, was bei bestimmten Krankheitssituationen ausgesprochen hilfreich ist. Darüber hinaus sei auch nochmals hingewiesen auf die Methoden, Ergussbildungen zurückzudrängen, indem nach der Punktion eines solchen Ergusses eine Instillation mit einem Medikament wie Iscador vorgenommen wird.

Schließlich gilt es noch, eine der ganz häufigen Fragen im Zusammenhang mit der praktischen Durchführung zu beantworten: Welche Nebenwirkungen habe ich zu befürchten? Tatsächlich sind diese Nebenwirkungen im Vergleich mit anderen Therapien gering. Was in erster Linie auftreten kann, ist aufgrund des geschilderten Wirkmechanismus zu verstehen: Es soll eine Entzündung als Antwort auf die Krebskrankheit erzielt werden. Nun kann es – und das tritt in gut der Hälfte aller Fälle auf – zu einer zunächst lokalen leichten Entzündungsreaktion kommen, einem manchmal punktuell recht lästigen Symptom mit Hautrötung, Juckreiz, Schwellung und einer gewissen Überwärmung.

Und die Nebenwirkungen? Leichte Entzündung als Antwort auf die Krebskrankheit

Diese Lokalreaktion bildet sich rasch zurück, sie sollte keinesfalls durch drastischere Maßnahmen unterdrückt werden und bedarf lediglich in einzelnen Fällen einer lokalen, lindernden, äußerlichen Behandlung zum Beispiel mit Chinaöl oder Calendulasalbe. Abgesehen von dieser Begleiterscheinung ist die Mistelbehandlung, sofern sie in verantwortungsbewusster Weise zum Einsatz kommt, nebenwirkungsfrei. So kann man schließlich jeden, der nach dieser Therapie fragt, nur ermuntern, sie zu eigenem Gewinn möglichst bald zu beginnen.

Im Überblick: Vielfältige Heilwege durch die Mistel

Das anthroposophische Mistelpräparat geht auf einen Hinweis Rudolf Steiners zurück. Die Mistel ist dadurch charakterisiert, dass ihr Wachstum den normalen Rhythmen des Pflanzenlebens entgegensteht: Sie blüht und fruchtet im Winter und löst sich als kugeliges, schmarotzendes Pflanzengebilde von der sonst üblichen Orientierung zwischen Sonne und Erde. Damit hat sie sich sowohl von den Rhythmen des Jahres als auch vom Kosmos emanzipiert.

Die moderne Wissenschaft konnte zahlreiche Wirkstoffe nachweisen und isolieren, darunter vor allem Mistellektine und Viscotoxine. Deren tumorzellabtötende und tumorhemmende Wirkung konnte experimentell nachgewiesen werden, ebenso die Wirkung auf das Immunsystem des Menschen.

Von der Pflanze zum Medikament auf anthroposophischer Grundlage ist ein langer Weg, denn es kommt gerade darauf an, die Wirksubstanzen nicht zu isolieren, sondern in ihrem organischen Zusammenhang zu erhalten. Erst dann kann diese Pflanze ihre volle Heilkraft entfalten. – Es liegen Statistiken vor, die den Gewinn belegen, welche diese Art von Misteltherapie für die behandelten Patienten erbrachte.

Die Durchführung der Misteltherapie gehört unbedingt in die Hand des erfahrenen Arztes. Die Injektionen können allerdings vom Patienten selbst durchgeführt werden. Die Nebenwirkungen sind sehr gering; sie bestehen hauptsächlich in einer Überwärmung, die als Ausdruck der Entzündung als Antwort auf das Krebsgeschehen erwünscht ist.

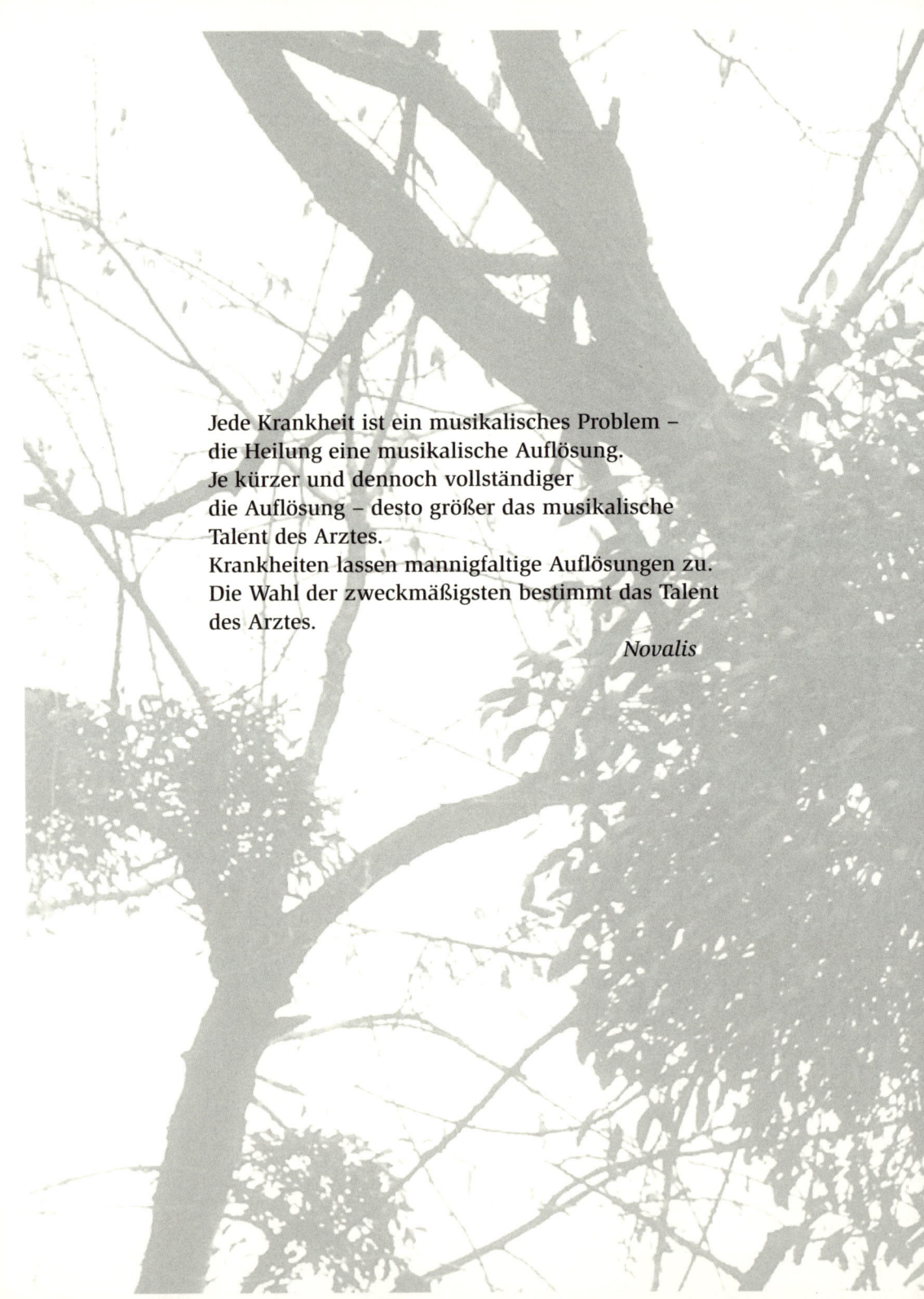

Jede Krankheit ist ein musikalisches Problem –
die Heilung eine musikalische Auflösung.
Je kürzer und dennoch vollständiger
die Auflösung – desto größer das musikalische
Talent des Arztes.
Krankheiten lassen mannigfaltige Auflösungen zu.
Die Wahl der zweckmäßigsten bestimmt das Talent
des Arztes.

Novalis

Die Künste vermitteln Kräfte, um die Krankheit zu überwinden

Kunst und Krebs – ein Zusammenhang, der sich auf den ersten Blick weder aufdrängt noch einleuchtend erscheint. Zumindest ergeben sich einige Fragen, die zu beantworten sind. Besonders diese: Wie wird das Künstlerische zur Therapie? oder auch: Welche Wirkung des Künstlerischen können wir im Menschen als konkret heilsam erleben? Die Beantwortung solcher Fragen bringt uns dem künstlerischen Prozess näher. Es kann sich dann in einem weiteren Schritt zeigen, dass ein solcher Prozess ganz gezielt einem anderen Prozess entgegenzuwirken vermag, nämlich dem Krankheitsprozess, den wir zum Beispiel im Krebsgeschehen vor uns haben.

Künstlerische Therapien – individuelle Kulturimpulse

Im ersten Kapitel (siehe S. 31 ff.) wurde bereits anhand der Hinweise Rudolf Steiners deutlich, dass unsere moderne Zivilisation eine Art geistige Krebskrankheit erleidet. Die allgemeine Symptomatik zeigt sich eben gerade im Mangel an Künstlerischem. So gibt Rudolf Steiner als Therapie das an, was er «wahre Kulturimpulse» nennt. Es mag verwundern, dass dieses Bild auch auf den einzelnen Patienten übertragen werden kann und man die künstlerischen Therapien letztlich als individuelle Kulturimpulse verstehen sollte. Es ist also sinnvoll, die verschiedenen Beziehungsebenen zwischen Mensch und Kunst auseinanderzuhalten.

1. Das Künstlerische hat bei der Entwicklung jeglicher Kultur einen unverzichtbaren Anteil. Es manifestiert sich in ihm wahres Menschentum.
2. Künstlerisches Erleben und künstlerisches Tun werden auch vom gesunden Menschen als Bereicherung und Wohltat erlebt.
3. Jegliches Eintauchen in Künstlerisches wird vom kranken Menschen als erleichternd und die Heilung fördernd empfunden.
4. Durch speziellen Einsatz künstlerisch-therapeutischer Praktiken kann gezielt Krankheitsgesten entgegengewirkt werden, wie dies am Einsatz der verschiedenen künstlerischen Therapien bei der Krebsbehandlung verdeutlicht wird.

Die Bedeutung des Künstlerischen hat sich gewandelt

Es ist gar nicht nötig, allzu weit in die Vergangenheit zurückzuschauen, um wahrzunehmen, wie anders das Künstlerische in das

Leben der Menschen eingebettet war. So wie man den Menschen als harmonisches Zusammenspiel von Leib, Seele und Geist verstand, so war sein kulturelles Leben aus eben solchem harmonischen Zusammenspiel von Wissenschaft, Kunst und Religion bestehend. Menschheitsführer früherer Zeiten waren Priester, Arzt und Künstler in einer Person. In ständigem Austausch versuchte das eine Gebiet das andere zu stützen. Durch Kunstwerke wurde das Verhältnis des Menschen zur göttlich-geistigen Welt ermöglicht, bzw. erneuert. Die Inhalte der Wissenschaft wurden in religiöser Ehrfurcht gehütet, aber auch genutzt, um Menschen Beistand für Leib, Seele und Geist zu bieten. Andererseits förderten aber auch die religiösen Bemühungen sowohl die wissenschaftliche Arbeit als auch das künstlerische Tun. Dieses Bemühen um eine höhere Einheit können wir bis nahe an unsere Tage heran bei einigen Menschen auffinden.

Ein Blick in die Geschichte: Einheit von Wissenschaft, Kunst und Religion

Denken wir nur an das Leben und das Werk von Paracelsus, eines Menschen, der gegenüber vielen althergebrachten Vorstellungen als revolutionär erschien. Dieser außergewöhnliche Mensch betätigte sich gleichermaßen als Arzt, als Prediger und als Künstler. Wenn wir uns heute mit solchen Persönlichkeiten beschäftigen, tun wir dies sicher zu einem Stück auch aus Sehnsucht nach dem wahren, vollen Menschentum. Einem Menschentum, wie es im 18. Jahrhundert ganz besonders von Goethe angestrebt wurde, den wir als Künstler zu kennen glauben, dessen tiefem eigenständigen Christentum wir uns zu nähern vermögen, der aber heute auch immer mehr durch seine wissenschaftliche Arbeit ins Blickfeld tritt.

Paracelsus: Arzt, Prediger und Künstler

> «Wer Wissenschaft und Kunst besitzt,
> Hat auch Religion;
> Wer jene beiden nicht besitzt,
> Der habe Religion.»

Dieses Goethewort kann manches in uns anregen. Wir dürfen heute die Tatsache nicht länger übersehen, dass sich durch einseitige, wenn auch notwendige Entwicklungen Klüfte zwischen die-

Doppelgesicht der naturwissenschaftlichen Medizin

sen drei Bereichen aufgetan haben – eine Entwicklung, die besonders in der Medizin ihr Doppelgesicht zeigt. Auf der einen Seite hat die naturwissenschaftliche Medizin geradezu Triumphe zu feiern, bedenkt man all die Errungenschaften der letzten Jahrzehnte. Auf der anderen Seite bleibt der Schmerz darüber, dass über den Erfolgen, die ein solches mechanisches Denken vorzuweisen hat, die Berücksichtigung des ganzen erkrankten Menschen mit Leib, Seele und Geist verloren zu gehen droht.

Verunsicherung des religiösen Lebens

Neben der kühl intellektuellen Wissenschaft finden wir eine religiöse Praxis, die oftmals der suchenden Seele keine heilsame Hilfestellung mehr zu geben vermag. Verweltlichung auf der einen Seite, Festhalten an dogmatischen Auffassungen auf der anderen sind Kennzeichen einer Verunsicherung des religiösen Lebens.

Kunst kann heilen

Die Lösung aus den alten, früher selbstverständlichen Bindungen hat uns Menschen eine neue Form von Freiheit beschert. In diesem Freiheitsbereich treten uns die Künste entgegen. Sie sollten es ermöglichen, dass der Mensch geistige und seelische Nahrung findet ohne religiöses Dogma und ohne naturwissenschaftliche Einseitigkeit. Vielleicht darf man das Goethewort auch so erweitern: Wer Wissenschaft und Religion nicht hat, der habe Kunst. Was natürlich nur besagen soll, dass es auch möglich ist, vom Künstlerischen aus heilsam gegen die Zerrissenheit, in der wir heute Mensch und Kultur vorfinden, zu wirken. Aus der Kunst heraus kann die Harmonie neu gegriffen werden, sie kann helfen, die Wissenschaften künstlerischer zu gestalten, und sie kann schließlich durch das Zusammenführen von Geist und Stoff eine Religio (Wiederverbindung) ermöglichen, die für sich genommen schon etwas Heilsames wäre. Große Geister haben immer wieder darauf hingewiesen, dass der Mensch dort im höchsten Maße Mensch ist, wo er sich spielerisch-künstlerisch betätigt – so Friedrich Schiller in seinen *Briefen zur ästhetischen Erziehung des Menschen*. Diese Aussage mag für jeden Menschen etwas Anderes bedeuten, und so muss sie auch von jedem anhand seiner ureigenen Erlebnisse nachvollzogen und überprüft werden.

Häufig begegnen uns krebskranke Menschen, die davon überzeugt sind, gerade durch die Hilfe des Künstlerischen seien sie ihrer Heilung einen Schritt näher gekommen. Was können wir zu dieser in der Praxis erlebten Beziehung von Kunst und Krebs erläuternd sagen?

Der künstlerische Prozess und der Prozess des Krebsgeschehens

Vom Tumor, vom Krebs sprechen wir erst, wenn wir eine Geschwulst wahrnehmen. Im Prozess des Krebsgeschehens erscheint uns der Tumor aber wie das Endstadium einer langen Entwicklung, in der die verschiedenen Wirkprinzipien im Menschen – das Lebendige, das Seelische und das Geistige – nicht mehr in genügendem Maße mit der physisch-körperlichen Grundlage zusammengewirkt haben. So entsteht eine Zerrissenheit, die letztlich zu einem Überhandnehmen des materiell-physischen Prinzips führt. Wenn wir genau hinsehen, erleben wir im Krankheitsgeschehen oft schon ein Bild der Heilung. Eine Sehnsucht nach dem Heilmittel ist wahrzunehmen. In unserem Falle stellen wir dann das Bedürfnis nach mehr Künstlerischem fest, weil hierdurch sowohl die Zerrissenheit der verschiedenen Ebenen überwunden werden kann als auch jene für die Heilung nötigen Wirkprinzipien im Menschen eine Aktivierung erfahren können. Gerade in dieser oft unbewussten Absicht suchen wir das Erlebnis des Künstlerischen. Es soll in uns etwas auslösen, etwas bewirken – und sei es zunächst nur dadurch, dass wir als Zuschauer Kunst entgegennehmen. In verstärkter Weise gilt dies natürlich, wenn wir selbst plastizieren, malen, musizieren oder die Sprache gestalten.

Kunst wirkt der Disharmonie und Zerrissenheit im Menschen entgegen

    War für die Krebsentstehung eine Schwächung des menschlichen Gefüges verantwortlich zu machen, so können wir, wenn wir unsere Aufmerksamkeit genügend darauf lenken, im künstlerischen Tun nun ganz im Gegensatz dazu eine spezielle Stärkung erfahren. Hier haben wir also Vorgänge, die auf ganz andere Weise

Stärkung des menschlichen Gefüges

im Menschen Ähnliches bewirken wie die Mistel als Medikament. Dass dies nicht nur eine schöne Theorie ist, belegt die tägliche Praxis. Aus dieser Praxis der einzelnen Kunsttherapien wird noch konkret zu berichten sein.

Die Vielfalt der Kunsttherapien, menschenkundlich geordnet

Nachdem uns klar wurde, dass künstlerische Therapie nicht nur eine schöne Beschäftigung ist, sondern dass aus ihr dem Menschen direkt heilende Kräfte zufließen, haben wir versucht, uns ein Bild der Polarität zu machen zwischen dem, was in der Krebskrankheit mit dem Menschen geschieht, und dem, was im künstlerischen Erleben und Tun dagegen gestellt wird.

Voraussetzung: eine sensible künstlerisch-therapeutische Wahrnehmung des einzelnen Patienten

Jetzt ist es notwendig, uns einen Überblick zu verschaffen über die Vielfalt der Kunsttherapien, mit denen wir der Tumorkrankheit begegnen wollen. Der erkrankte Mensch tritt uns ja eigentlich nicht als Lungenkrebs, Darmkrebs oder Hautkrebs usw. entgegen. Solche allgemeinen Einteilungen mögen ihre Bedeutung haben für Diagnostik und Therapie. Wie auf keinem anderen Felde sind aber gerade bei den feineren kunsttherapeutischen Entscheidungen die Therapiewege sehr individuell. So muss eigentlich zur grundlegenden Krankheitsbeschreibung, die vom Arzt schon vorgenommen wurde, noch eine sensiblere künstlerisch-therapeutische Wahrnehmung des einzelnen Patienten treten.

Entscheidung für eine bestimmte Kunsttherapie

Bevor der Kunsttherapeut diesen individuellen Therapieweg mit dem ihm anvertrauten Patienten beschreitet, muss die Entscheidung über die geeignete Kunsttherapie durch den behandelnden Arzt, der die Verordnung zu geben hat, fallen. Welche Therapie ist für welchen Patienten die hilfreichste? Vor dieser Frage steht der Arzt, und zu ihrer Beantwortung kommt nun wiederum Rudolf Steiners Menschenkunde zu Hilfe, aus der auch abzuleiten ist, wie die verschiedenen Künste einen ganz spezifischen Zugang zum

Menschenwesen haben, wodurch dann der spezifische Therapieeinsatz ermöglicht wird.

Fragen wir uns einmal ganz unbefangen, wo und wie wir in uns das erleben, was beim Plastizieren im formenden, tastenden Umgang mit dem Material Ton geschieht. Fragen wir uns das gleiche gegenüber dem, was Farberleben und Farbgestalten in der Malerei ist oder was die Töne und Klänge beim Erlebnis des Musikalischen in uns auslösen. Auch gegenüber der Wortkunst, der Dichtung, können wir uns diese Frage stellen, genauso wie gegenüber der Bewegungskunst, der Eurythmie. *Was erleben wir an den einzelnen Künsten?*

Fünf Künste stehen uns in zur Therapie entwickelter Form zur Verfügung: das therapeutische Plastizieren, die Maltherapie, die Musiktherapie, die Therapie durch Sprachgestaltung und die Heileurythmie. Diese Therapien finden ihren Zugang zu uns zunächst über das Seelische, wirken aber dann spürbar mit ganz unterschiedlichen Schwerpunkten weiter in den Menschen hinein. Rudolf Steiner betont, dass durch jede dieser Künste im Menschen wie eine Brücke zwischen zwei Ebenen gebaut wird. Diese Ebenen hatten wir als physischen Leib, Lebenskräfteleib, Seelenleib und den Geist bzw. das Ich kennen gelernt. Die jeweils höheren Kräfte wirken in die darunter liegenden hinein. *Fünf Künste stehen in zur Therapie entwickelter Form zur Verfügung*

Was bedeutet dies zum Beispiel für das Plastizieren? Hier handelt es sich um ein Wechselspiel zwischen fester Form und Bewegung. Der plastische Künstler versucht, in seinem Kunstwerk die Form zu verlebendigen. Der Betrachter kann dies im Anschauen der Skulptur nachempfinden. Es wird die Beziehung zwischen physisch Festem und Lebendigem harmonisiert. Dies trifft noch in gesteigertem Maße zu, wenn man selbst einen Stoff wie zum Beispiel den festen Ton in bewegte Formen bringt. *Plastizieren*

Bei der Maltherapie haben wir das Erlebnis der seelischen Qualität des Farbigen und führen diese Qualität in das flüssig fließende Element hinein. So entsteht ein harmonisches Hereinwirken des Seelischen in das Lebensmäßige, was besonders dann intensiv möglich wird, wenn man malende Tätigkeit und Farberleben im therapeutischen Prozess verbindet. *Malen*

Musik Die Musik ergreift – dagegen können wir uns kaum zur Wehr setzen – ganz direkt unser Seelisches. Das Seelenerweckende, Seelenverbindende des Musikalischen ist eine Tatsache, die uns vertraut ist und von der wir wissen, dass sie auch immer wieder missbraucht wird. Die streng mathematische Gesetzmäßigkeit der Musik zeigt aber, dass sie aus geistigen Quellen geschöpft ist. So bewegen wir uns im musikalischen Erleben und Praktizieren immer im Zwischenbereich zwischen Geistigem und Seelischem.

Sprachgestaltung Der Umgang mit der Dichtung, der Wortkunst, spricht uns direkt in unserem Selbstbewusstsein an. Dabei hebt uns ein dichterisches Kunstwerk gleichsam über uns selbst hinaus. Das Wechselspiel mit unserem Ich geschieht wie von höherer Warte. Wer Sprachgestaltung ausübt, erfährt eine Kräftigung seines Wesenskernes, seines Ichs.

Eurythmie Eine Steigerung, aber auch eine Zusammenfassung dieser vier Künste begegnet uns in der Eurythmie, die dann zur Heileurythmie wird. Durch geordnete Bewegungen wird der Mensch zum Plastiker am eigenen Körper. Die Farbigkeit der Seele wird durch sie geweckt und das musikalische und sprachliche Erleben vertieft. Auch vermittelt uns die Eurythmie eine Empfindung von etwas Zukünftigem, das in dieser Kunst dem Menschen keimhaft aus höheren Sphären entgegenkommt.

Auf der einen Seite haben wir das Gefüge des Menschen, das nun aber in Form der Krebserkrankung eine Störung erfuhr; auf der anderen Seite haben wir ein Gefüge künstlerischer Therapien. Nun möchten wir Konkretes aus den praktischen Anwendungen dieser Therapien für die Krebsbehandlung wissen.

Im Überblick: Kunst und Krebs

Alles künstlerische Tun ist heilend und wird auch vom gesunden Menschen als Bereicherung und Wohltat empfunden. Viele krebskranke Menschen bezeugen, dass sie gerade durch das Künstlerische der Heilung einen Schritt näher kamen, wirkt es doch der Schwächung durch die Krankheit entgegen. Dabei ist von Patient zu Patient zu entscheiden, welche künstlerische Therapie im Einzelfall am günstigsten ist.

Häufige Seelenbewegungen –
Übungen usw. vermehren
den Zusammenhang
von Körper und Seele
und machen beide
sensibler gegeneinander.

Novalis

Sechs Therapien im praktischen Einsatz gegen den Krebs

Im klassischen Altertum sprach man von sieben Künsten, die man als in einem besonderen Zusammenhang mit der Menschennatur stehend empfand. Auch in der heutigen Zeit können wir eine Siebenheit der Künste wahrnehmen, wenn wir zu den fünf beschriebenen – Plastik, Malerei, Musik, Dichtung und Bewegungskunst – zwei bisher noch nicht genannte Künste hinzunehmen: die Architektur und die soziale Kunst.

Die Kunst des sozialen Miteinanders

Auch die Architektur ist eine Kunst

Unser Bemühen ging dahin, Kunst nicht abgetrennt vom Menschen zu erleben, sondern ihre innige Verbindung zu den Daseinsebenen wahrzunehmen. Die nüchterne Art, in der heute Zweckbauten erstellt werden, lässt gelegentlich vergessen, dass eigentlich auch die Architektur eine Kunst ist. Sie soll uns eine physische Hülle geben, was ihr leider oft nur schlecht gelingt.

Sollten nicht gerade Gebäude und Räume, in denen Heilung angestrebt wird, einen besonderen Charakter tragen? Man möge sich nur einmal vergegenwärtigen, wie unterschiedlich das Körpergefühl ist, je nachdem, in was für einem Raum, in was für einem Gebäude wir uns befinden. Es gehört zu den bedauerlichen Zeichen unserer modernen Zeit, dass jene Gebäude, in denen Gesundung herbeigeführt werden soll, oft durch ihre Architektur eine eher kränkende Atmosphäre bewirken.

Wenn wir die Architektur auch nicht als eine eigentlich therapeutische Kunst bezeichnen wollen, müssen wir sie doch als eine Basis unserer sieben Künste sehen.

Verhältnis der Künste zum Menschen

So haben wir also in direkter Beziehung zur Gestalt des Menschen die Architektur, haben in der Verbindung von Lebendigem und Physischem die Plastik, sehen in der Malerei ein Wechselspiel von Seelischem und Lebensmäßigem, finden in der Musik die geistigen Gesetze in das Seelische hineingeführt und dringen in der Dichtung direkt bis zum Ich, zum Geistigen, vor. Die neue Bewegungskunst Eurythmie als sechste Kunst ergreift den Menschen nochmals auf einer höheren Stufe.

Die soziale Kunst

Wie in einer Zukunftsvision können wir jetzt nach der siebenten Kunst Ausschau halten. Diese ist ein Element, das für die Zukunft von immer größerer Bedeutung sein wird und das von herausragenden Künstlern unserer Zeit als soziale Kunst bezeichnet wurde. Die Erübung eines gesundenden sozialen Miteinanders ist von größter Bedeutung und hat letztlich auch zum Ziel, die krebsartigen Zersplitterungs- und Vereinzelungstendenzen in unserer Zivilisation zu überwinden. So ist es kein Wunder und sehr erfreulich, dass in sozialen Gemeinschaften wie Kliniken und Therapeutika dieser Frage immer mehr Raum gegeben wird. Die Auswirkungen solcher Bemühungen sind dann auch wiederum für Patientin und Patient wahrnehmbar, hilfreich und wohltuend.

Im Folgenden wollen wir uns nun aber den direkt zur Therapie weiterentwickelten Künsten zuwenden und dabei sechs Therapieformen näher kennen lernen, mit denen die anthroposophische Medizin im Besonderen gute Erfahrungen gemacht hat. Um nicht nur bei theoretischen Erwägungen stehen bleiben zu müssen – was besonders für Therapien unbefriedigend ist, die doch so ganz aus dem praktischen Erleben heraus verstanden sein wollen –, kommen jeweils auch einzelne Patientinnen und Patienten zur Darstellung. Durch die Beschreibung ihrer Auseinandersetzung mit Krankheit und Kunsttherapie wird versucht, ein wenig das eigentlich notwendige persönliche Erleben des kunsttherapeutischen Prozesses zu ersetzen. Darüber hinaus sei auch der Hoffnung Ausdruck gegeben, dass es gelingt, im einen oder anderen den Wunsch nach diesen Therapien zu wecken.

Lebendiges Formen mit festem Material – das therapeutische Plastizieren

Eine Krankengeschichte:

Bei einer 1941 geborenen Patientin mit beidseitigem Mammakarzinom, das schon auf das Lungenfell übergegriffen hatte, kam das therapeutische Plastizieren zum Einsatz. Einige Stichworte zu ihrer Biografie: Sie war in ihren Kinder- und Jugendjahren in hohem Maße mit den Schrecknissen dieser Zeit in Berührung gekommen. Den Vater verlor sie im Weltkrieg. Sie musste mit Mutter und Verwandten auf die Flucht gehen und erlebte dabei schon früh viele Erniedrigungen und Entbehrungen. Auch die weiteren Jahre ihrer Jugend waren an Sorgen sehr reich. So nahm sie ihren mühsamen beruflichen Weg mit verschiedenen Umwegen, bis sie schließlich in einen sozialen Beruf wechselte, in dem sie immer erfolgreicher und intensiver arbeitete und dabei Verantwortung und Sorge für viele junge Menschen übernahm. Das Privatleben war von wechselnden problembeladenen Beziehungen geprägt. Über Jahre hin hatte sie außerdem die Aufgabe, die schwer kranke Mutter zu pflegen. So fühlte sie sich verständlicherweise ständig überfordert und befand sich häufig am Rande der Erschöpfung.

Über viele Jahre hin spürte sie immer wieder und in wachsendem Maße einen Druck, der sich ihr auf die Brust legte und der sie hinderte, richtig durchzuatmen. Diese Empfindung wurde durch häufig auftretende Entzündungen der oberen Luftwege noch verschlimmert. 1991 trat dann zunächst links, ein Jahr später auch rechts ein Mammakarzinom auf. Schon bei der Diagnosestellung ist das Tumorgeschehen so weit vorangeschritten, dass eine vollständige operative Entfernung nicht mehr vorgenommen werden kann. Ein Jahr später verstärken sich die Symptome seitens der Atmung. Man findet einen Befall des Lungenfelles. Es treten Ergussbildungen auf beiden Seiten auf, die wiederum zu heftigen Hustenattacken führen. In dieser Situation wird eine Intensivierung der Misteltherapie nötig. Die Patientin wird stationär zu dieser Behandlung aufgenommen, zumal das Wasser in den Lungenfellen häufig abpunktiert werden muss. Die sonst so erfolgreiche Therapie, die Wasserbildung mit in den Pleuraspalt instilliertem Iscador zu beruhigen, fruchtet in dieser Situation zunächst nicht.

Neben den notwendigen medizinischen Maßnahmen beginnt diese Patientin trotz ihrer Schwäche nun mit dem therapeutischen Plastizieren. Das erste beeindruckende Erlebnis ist, dass sie, was sie sich selbst gar nicht zugetraut hätte, 1½ Stunden an der Therapie teilnehmen kann, ohne ein einziges Mal zu husten. Das hatte sie über längere Zeit nicht mehr erlebt. Weitere erfreuliche Resultate stellten sich bald ein: Die Wasserbildung ließ schon nach kurzer Zeit deutlich nach, die Patientin kräftigte sich insgesamt und erreichte einen längerfristig stabilen Zustand, so dass sie nach Hause gehen durfte, wo sie sich selbst versorgte und ambulant die Therapie des Plastizierens fortsetzte.

Für die Patientin selbst und alle, die zu dieser Zeit um sie waren, war der günstige Einfluss dieser Therapie unübersehbar, auch wenn der Anteil, den die medikamentöse Behandlung und weitere Maßnahmen leisteten, nicht vergessen werden darf. Die lebendig formenden Kräfte des Plastizierens wirkten sich aber nicht nur auf die Flüssigkeitsbeherrschung aus, sondern waren auch seelisch ablesbar. Die Patientin, die zu Therapiebeginn immer wieder durch das Ausfließende ihres Seelischen auffiel, fand zunächst in den Therapiestunden zu sich und innerer Ruhe. Dieser Zustand hielt mit der Zeit immer länger auch nach Beendigung der Therapie an.

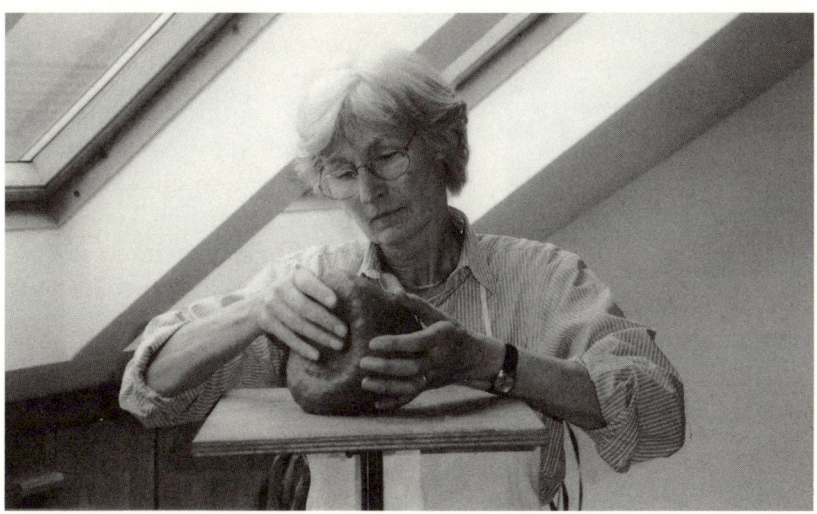

Das Plastizieren vermittelt innere Ruhe und Kraft.

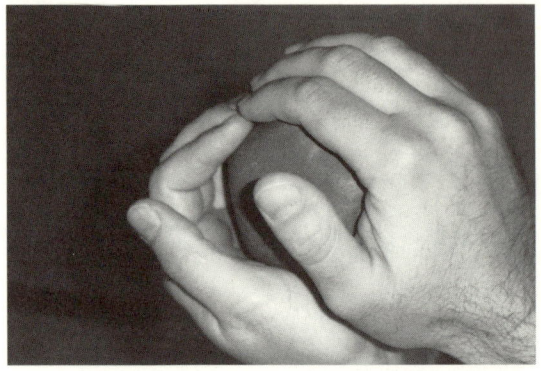

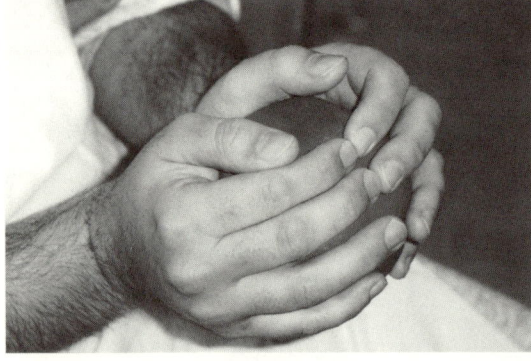

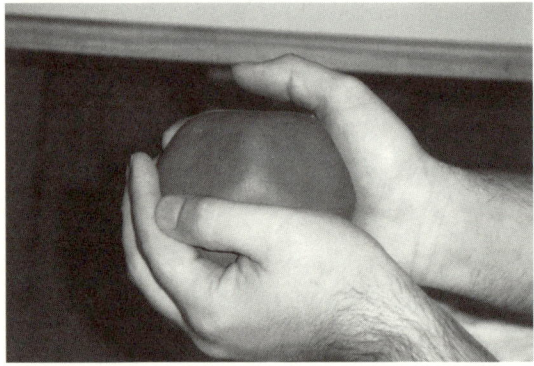

Die formenden Kräfte am Beispiel des Pentagondodekaeders

Dieser Blick in die Praxis soll lebendig veranschaulichen, was sich im Einzelfall tatsächlich ereignet. Die dargestellten menschenkundlichen Ideen zur Tumorkrankheit geben uns dazu ein genaueres Verständnis. Den Krebs haben wir unter anderem als eine Verselbständigung des Zellprinzips und eine Revolte gegen den Gesamtorganismus und seine Bildegesten verstanden. Rudolf Steiner nennt diesen Vorgang «Revolution der physischen Kräfte». Eine solche zelluläre Revolution ist nur dann möglich und erfolgreich, wenn die höheren Prinzipien im Menschen nicht mehr ordnend eingreifen. Über dem Zellprinzip des physischen Menschen wirkt die Lebensorganisation, die dafür zu sorgen hätte, dass eine Tendenz zur Tumorentstehung sofort wieder ausgeglichen wird, zum Beispiel durch erhöhte Wachsamkeit der immunologischen Aktivität.

Es braucht also, um ein Überhandnehmen des Physischen (= Krebs) zu verhindern, ein harmonisches Wechselspiel von physischem und Lebensleib. In dieses Wechselspiel wirken wir direkt hinein, ja wir machen es uns zunutze beim therapeutischen Plastizieren. Der Patient führt unter Anleitung des Therapeuten genau das aus, was gefehlt hat, als das Karzinom entstand. Er fügt in das physisch leblose Material, zum Beispiel den Ton, Leben hinein.

Diese lebendige Formgebung ist Inhalt des künstlerisch-therapeutischen Prozesses, der jetzt nicht nur außen stattfindet, sondern gleichzeitig im Ausführenden innerlich mitschwingt. Wir sehen am Ende eines Therapieweges eine Gestalt, ein geformtes Material, dürfen aber nicht vergessen, dass dieses Ergebnis nicht das eigentlich Wichtige ist. Entscheidend ist vielmehr der Weg, den der Patient ging, auf dem er Erlebnisse hatte, auf dem in ihm Kräfte angesprochen wurden, die spürbar und wirksam sind. Dies empfinden wir dann als Therapieerfolg.

Wenn wir uns als eine erste Aufgabe nur einmal vorstellen, aus einem ungeordneten Stück Ton die harmonische Form einer Kugel oder eines Pentagondodekaeders zu bilden, dann können wir uns schon bei dieser scheinbar einfachen Übung denken, wie sehr man innerlich beteiligt sein muss. Wir wecken und gestalten dabei in uns formende Kräfte, ohne die wir unsere Übung gar nicht richtig durchführen könnten und die wir in uns benötigen, um ein Stück Heilung hervorzurufen. Die häufige Beobachtung, dass das Formende und Gestaltende dieser Übung sich auch angenehm auf die seelische Situation auswirkt, mag erstaunen, da wir es doch mit einem Zusammenspiel von physischem und Lebensleib zu tun haben. Die Erklärung liegt aber darin, dass all das, was im erkrankten Menschen seine ätherisch-leibliche untere Organisation stärkt, dazu führt, dass Irritationen des seelischen Menschen besser abgefangen werden können. So gilt auch hier, dass ein einzelnes therapeutisches Vorgehen nicht nur eindimensional wirksam ist, sondern, wie sich im konkreten Beispiel unserer Patientin zeigte, Hilfen auf den verschiedenen Ebenen zu geben vermag.

Aus Ton wird eine harmonische Form gestaltet

Die Farbenwelt ist Seelenwelt – die Maltherapie

Ein besonderes Erlebnis mit einer schwerst kranken Patientin sei vorangeschickt.

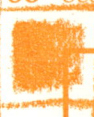

Eine Krankengeschichte:

Eine 58-jährige Patientin, die von ihren zu Hause behandelnden Ärzten aufgegeben war, wurde in die Klinik eingewiesen. Als Überlebenszeit waren ihr nur noch wenige Wochen in Aussicht gestellt worden. Die Patientin wirkte trotzdem sehr gefasst. Sie hatte zu diesem Zeitpunkt schon einen achtjährigen Kampf mit zwei verschiedenen Karzinomkrankheiten hinter sich. Zuerst war ein beidseitiges Mammakarzinom aufgetreten. Sechs Jahre später entdeckte man dann noch ein bei der Diagnose schon in die Leber hinein metastasiertes Magenkarzinom. Wegen dieser aussichtslos scheinenden Situation war zunächst überhaupt keine Therapie mehr vorgeschlagen worden. Der Hausarzt hatte daraufhin mit der Misteltherapie begonnen und dann, als das Befinden der Patientin bedrohlich wurde, für die Aufnahme in eine anthroposophische Klinik gesorgt. Als die Patientin kam, konnte sie nur noch wenig flüssige Nahrung aufnehmen und klagte immer wieder über krampfartige Bauchschmerzen. Mittlerweile hatte sie 20 kg an Gewicht verloren.

In dieser Situation wurde zu allen anderen medizinischen und therapeutischen Maßnahmen zunächst im Bett die Maltherapie begonnen. Kurze Übungen von zunächst 30 Minuten führte die Patientin dankbar durch und freute sich dann jeweils schon wieder auf den kommenden nächsten Maltherapietermin. Das Malen fand in der ersten Woche dreimal statt, konnte aber schon bald über die 30 Minuten hinaus ausgedehnt werden. Die Patientin kam erstaunlich rasch zu Kräften und erlebte die Malübungen gar nicht als anstrengend. Zunächst wurde in der Nass-in-Nass-Technik gearbeitet. Es wurden Farbübungen durchgeführt, wobei die Patientin, die schon früher einige Übung erworben hatte, rasch zu harmonischen Gestaltungen kam. So konnte von dem Moment an, da sie das Bett mehr und mehr verließ, zu größeren Aufgaben gewechselt werden, welche die Patientin unter Anleitung der Therapeutin in Schichttechnik ausführte.

Hierbei entdeckte die Patientin eine ganz neue Welt, an der sie sich immer mehr begeisterte. Ihre chronischen Schmerzen traten während des Malens völlig in den Hintergrund. Ihr Appetit besserte sich, die Patientin konnte mehr und mehr an Gewicht und Kräften zunehmen. Nach gut sechs Wochen Aufenthalt in der Klinik konnte die Patientin so gekräftigt wieder nach Hause gehen, dass sie sich selber und ihre Familie für eine längere Zeit zu versorgen imstande war. Sie hatte in diesem Zeitraum 22 Maltherapietermine wahrgenommen. Während der ihr noch verbliebenen zwei Lebensjahre, in denen sie bis kurz vor ihrem Ende intensiv an allem teilnahm, hatte sie konsequent das Malen fortgesetzt. Noch kurz bevor sie starb – auch deswegen wird hier an sie erinnert –, bezeichnete sie diese Bereicherung in ihrer letzten Phase des Lebens als entscheidend.

An diesem Beispiel können wir über das Wesen und die Möglichkeiten des therapeutischen Malens vieles ablesen. Es macht auf besondere Weise deutlich, was immer wieder von Patientinnen und Patienten betont wird, dass nämlich gerade das Malen einen Ansatzpunkt lieferte, in sich selbst neue Kraftqualitäten zu entwickeln und zu erleben. Gezielte Maltherapie möchte das, was wir seelisch im Farberleben empfinden, so in unsere Organisation hineinführen, dass dieses Erleben wirklich lebenskräftigend wird.

Maltherapie und seelisches Erleben der Farben

Unsere Seelenstimmungen, unsere seelischen Bedürfnisse hängen direkt mit der Farbenwelt zusammen. Dies gilt für unsere Kleidung und für die farbige Gestaltung unserer Umgebung genauso wie für unser seelisches Mitschwingen im Farbwechsel der Jahreszeiten oder der Tageszeiten. Umgangssprachlich drücken wir unsere seelische Verfassung ebenfalls gerne und bezeichnend in Farben aus, ob wir nun rot sehen oder alles grau in grau erleben.

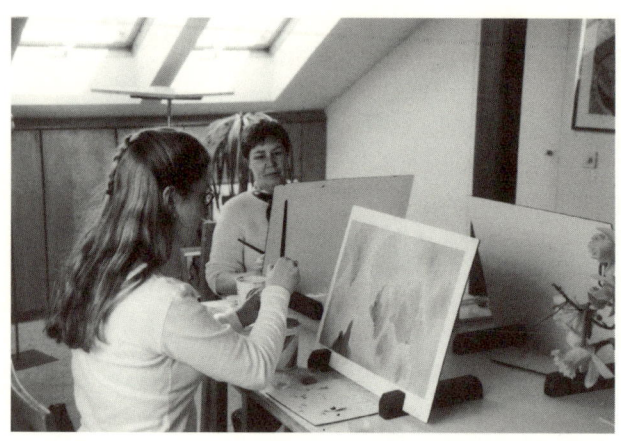

Unsere Seele wechselt, so wie ein Chamäleon dies mit seiner äußeren Haut tut, je nach Stimmungslage ihre Farbigkeit. In diese seelische Ebene tauchen wir nun beim Malen hinein, in das wässrige Lebenselement. Wenn dies therapeutisch geschieht, ergibt sich hieraus die Möglichkeit, eine Harmonisierung der Beziehung des Seelischen und Lebendigen hervorzurufen. Die Beziehungsschwie-

Konzentrierte Auseinandersetzung mit der Farbwelt im Malatelier

rigkeit zwischen diesen beiden Ebenen hatten wir aber gerade als besonders kennzeichnend für die Krebskrankheit empfunden. Schon aufgrund dieser Voraussetzung wird die Maltherapie zu einem besonderen Schwerpunkt der künstlerisch-therapeutischen Krebsbehandlung. Es ist zu wünschen, dass neben Misteltherapie und Heileurythmie auch das Malen über lange Zeit dem Patienten zur Verfügung steht.

Das Malen kräftigt vom Seelischen aus die Lebensprozesse

Da das Malerische vom Seelischen aus besonders kräftigend in die Lebensprozesse, in den Lebensleib hinein wirkt, ist es immer dort von besonderer Bedeutung, wo diese Kräfte ausgezehrt sind. Die Hilfe in einer solchen Situation wird gerade von denjenigen, die extrem betroffen sind, besonders deutlich erlebt. So kann man ohne weiteres in behutsamer Weise mit schon stark geschwächten bettlägerigen Menschen einfache Übungen durchführen und oftmals erleben, wie durch Anregung ihrer Stoffwechsel-, besonders Drüsentätigkeiten zum Beispiel eine Besserung des Appetites erreicht wird. Alles, was im Organismus als Blockaden, Hemmungen und Stauungen auftritt, kann durch Maltherapie sehr gut behoben oder zumindest gemildert werden.

Das Malen wirkt natürlich nicht ausschließlich auf die organisch-ätherische Seite des Menschen, sondern hat auch direkte Seelenwirkungen. So berichten PatientInnen, wie sie auf neue

Weise die Farbigkeit ihrer Umgebung und der Natur erkennen. Darüber hinaus erlebt auch der Wärmeorganismus eine Förderung, was nicht nur erwünscht, sondern im therapeutischen Konzept sehr hilfreich ist.

Wirkungen auf Seele und Wärmeorganismus

Die Idee einer Maltherapie stößt nicht bei allen gleich auf große Begeisterung. Vorbehalte werden geäußert, Erinnerungen an missliche Erlebnisse im Zusammenhang mit dem Malen werden wach. In ungezählten solchen Situationen, in denen der Schritt dennoch gewagt wurde, wich die erste Skepsis immer sehr rasch der Freude und Begeisterung. Es bildet sich eine offene Beziehung zu dieser Therapie, die nicht selten in den Wunsch mündet, sie längerfristig weiter durchführen zu können.

Anfängliche Skepsis weicht rasch der Freude

Die Möglichkeiten des Therapeuten sind vielfältig. Diese Vielfalt hängt zusammen mit der Farbwahl, mit der Wahl der Technik, mit den ganz verschiedenen Möglichkeiten, künstlerisch-therapeutisch zu gestalten. Es ist die Aufgabe der Therapeutin oder des Therapeuten, die individuellen Bedürfnisse jeweils wahrzunehmen und im therapeutischen Prozess durch Auswahl geeigneter Themen, Farben oder Techniken zu bearbeiten. Die seelische Grundpolarität von Sympathie und Antipathie finden wir in der Polarität von warmen und kalten Farben wieder, noch deutlicher in der Polarität von Licht und Finsternis, der eine ganze maltherapeutische Richtung gewidmet ist. Auch die Farbzuordnung der Organe bzw. der Planeten ist mit einzubeziehen.

Themen, Farben, Techniken

Wo der geeignete Therapeut die diversen Möglichkeiten im Einzelfall zur Anwendung zu bringen versteht, wird Enormes erreicht, was eine Patientin, die ich nach vielen Jahren zufällig in ihrer norddeutschen Heimat wieder traf, so ausdrückte: «Ich bin fest überzeugt, dass mir in erster Linie die Maltherapie, die ich damals bei Ihnen kennen lernte, das Leben gerettet hat.» Diese Patientin hatte in den 80er Jahren wegen Brustkrebs und wiederkehrendem Blasenkrebs etliche Operationen über sich ergehen lassen. Sie hatte aber während all dieser Zeit nie nachgelassen, ihre maltherapeutischen Sitzungen regelmäßig zu pflegen.

Musikalisches Ordnen durch Harmonie, Melodie und Rhythmus – die Musiktherapie

Dass im Zuge einer umfassenden Krebsbehandlung der Wunsch entstehen kann, selbst ein Instrument zu spielen, ist kaum vorstellbar und geschieht dennoch öfter.

Eine Krankengeschichte:

Eine damals 47-jährige Patientin kam wenige Wochen nach der Operation eines fortgeschrittenen Ovarialkarzinoms zur Weiterbehandlung in eine anthroposophische Klinik. Zu diesem Zeitpunkt war sie seelisch ganz durcheinander und hatte sich nicht zur dringend angeratenen Chemotherapie durchringen können. Psychische Probleme lasteten seit einigen Jahren schwer auf ihr, nicht zuletzt durch äußere Faktoren. Sowohl im Privatbereich als auch in ihrem Beruf als Lehrerin hatte sie Schwierigkeiten. Sie berichtete, gern Musik zu hören, von einer Musiktherapie wollte sie zunächst aber absolut nichts wissen.

Schließlich ließ sie sich doch auf einen Versuch ein. Die Therapeutin musste außergewöhnlich behutsam zu Werke gehen, da die Patientin schon bei den ersten musikalischen Erlebnissen zu weinen begann. Dieses ihr zunächst unangenehme Erlebnis wiederholte sich in den ersten Therapiestunden, und erst später konnte sie aussprechen, wie stark sie es als Befreiung erlebt hatte. Mit Zunahme der seelischen und körperlichen Kräfte konnte das musiktherapeutische Programm erweitert werden, wobei der Einsatz der Chrotta von der Patientin als besonders wohltuend empfunden wurde. Dies ist ein am ehesten an ein Cello erinnerndes Instrument, das sowohl wärmende als auch stoffwechselfördernde Wirkungen im Patienten hervorruft.

Unsere Patientin entwickelte zunehmend musikalische Initiative und war selbst überrascht, welche Freude sie an den Übungen mit dem Instrument erlebte. So wich die anfängliche Skepsis völlig und machte der Entscheidung Platz, diese Therapie für längere Zeit auch zu Hause in einem Therapeutikum fortzusetzen. Anlässlich einer Kontrolluntersuchung Monate später berichtete die Patientin begeistert davon, dass sie selbst Besitzerin einer Leier sei, die sie in der Therapie kennen gelernt hatte. Das Musizieren mit diesem Instrument, so sagte sie, bringe immer wieder Ruhe, Gelassenheit und Mut in ihren Alltag, den sie nun viel besser zu meistern verstehe. Zu einer aggressiven Therapie konnte sie sich zu keinem Zeitpunkt entschließen. Auch ohne eine solche Maßnahme geht es ihr bis heute sehr gut, was sie persönlich nicht zuletzt auf das neue musikalische Element in ihrem Leben zurückführt.

Es ist selbstverständlich nicht das eigentliche Ziel der Musiktherapie und überhaupt einer künstlerischen Therapie, die Menschen zu Plastikern, Malern, Musikern oder Sprachkünstlern zu machen. Die therapeutischen Übungen haben ihre Wirkungen, die oft völlig unerwartet eintreten und stark erlebt werden und dann eben auch den Wunsch hervorrufen, die jeweilige Kunst konsequent weiter zu pflegen. Dies führt dann auch zu einer Verbesserung der heute so oft beschworenen Lebensqualität für einen Menschen, der sich mit einer doch ernsten Krankheitssituation auseinanderzusetzen hat.

Wie kann aber, unabhängig von einer solchen Entwicklung, das Musikalische krebsheilend wirken? Die anfangs oft heftigen emotionalen Reaktionen sind uns auch aus dem Bild, das wir uns von der Krebserkrankung gemacht haben, erklärlich. Die beschriebene Lockerung des Seelischen aus der menschlichen Organisation führt dazu, dass Musikalisches so überstark erlebt wird. Die Musik wirkt ganz direkt auf das Seelische. Sie wirkt aber darüber hinaus auch auf jenen Bereich, der dem Seelischen sozusagen ein Polster

Die Musik hat ihr Urbild im Geistigen und wirkt direkt auf das Seelische

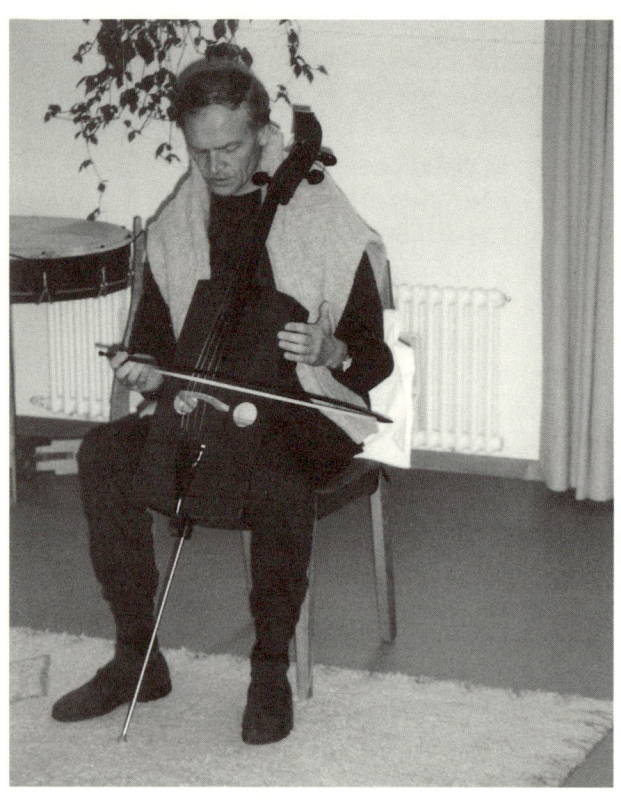

Musiktherapie mit der Chrotta. Musikalisches Erleben vertieft sich zum therapeutischen Prozess.

Manchmal gibt es Vorbehalte

zu geben hat, überwindet also mit zunehmender Dauer der Therapie jene für die Krebserkrankung bezeichnende Kluft.

Von der seelentherapeutischen Wirkung der Musik berichtet uns schon das Alte Testament. Dort wird David als «Musiktherapeut» tätig, indem er immer dann, wenn König Saul in seine krankhaften seelischen Zustände gerät, zur Harfe greift und durch die Klänge dieses Instrumentes rasch für Besserung sorgt. Die Musik lebt in unserer Seele. Dies ist auch die Grundlage für die spontane Beziehung, die jeder auf seine Art zu ihr hat. Die strenge Gesetzmäßigkeit, die allem Musikalischen zugrunde liegt, weist jedoch darauf hin, dass sie ihr Urbild in etwas noch Höherem hat, im Geistigen.

So zieht Musiktherapie eigentlich das Ich des Menschen, seinen Wesenskern wieder heran, damit dieses Ich sich in seiner eigenen Organisation ordnend und heilend betätigt. Das ist letztlich auch der Gesundungsprozess, der sich bei König Saul unter den Harfenklängen vollzieht.

Nicht jedesmal ist der Weg so einfach zu beschreiten wie in dem Beispiel aus dem Alten Testament. Viele Patienten haben tief verankerte Vorbehalte, zum Beispiel dadurch, dass ihr eigenes Verhältnis zum Musizieren und Singen gestört oder sogar zerstört wurde. So muss die Therapie mit der Überwindung dieser Vorbehalte beginnen. Es ist die nicht immer einfache, oft aber wichtigste Aufgabe für die Therapeuten, hier den richtigen Einstieg zu wählen und zu entscheiden, wie lange man die Patienten zunächst nur zuhören lässt, bevor man sie dann langsam am Musizieren beteiligt.

Auch die Einbeziehung der Stimme im Gesang ist wesentlich. Ein günstiges Zeichen ist es, wenn es bald gelingt, zu einem angenehmen Wärmegefühl, zur Überwindung kalter Füße oder Hände zu kommen.

Die Vielfalt der Möglichkeiten ist im Musikalischen besonders groß. Das eine Mal steht die direkte Wirkung der Töne, der Intervalle, der Tonskalen im Vordergrund. Sodann muss das für diese Wirkung geeignete Instrument individuell ausgewählt werden. Im Gesang ist der Patient selbst dieses Instrument. So wie wir im Menschen Denken,

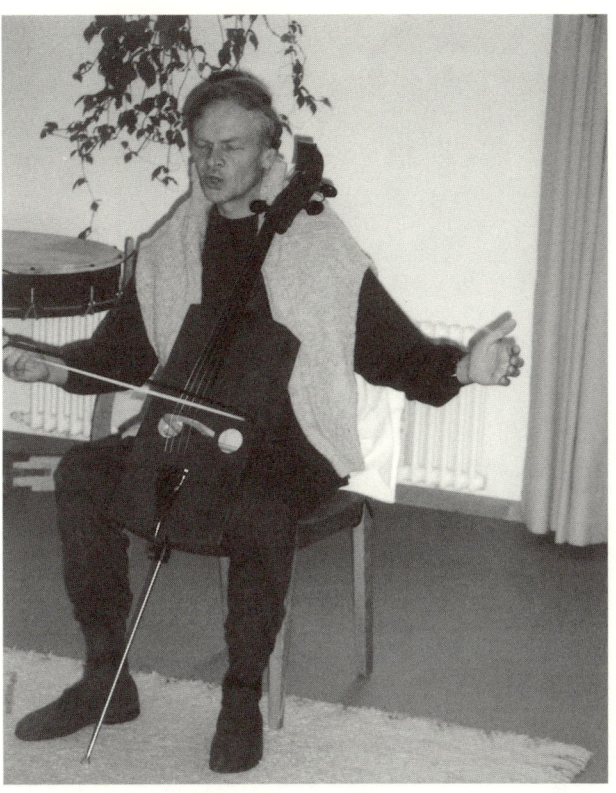

Fühlen und Wollen konzentriert in Kopf, Brust und Stoffwechsel finden, haben wir in der Musik eine Dreigliederung in Melodie, Harmonie und Rhythmus. Auch in den Instrumenten finden wir diese Dreigliederung, wenn wir mit den Blasinstrumenten direkt über den Kopf, mit Saiten- und Zupfinstrumenten über den Gefühlsbereich der Mitte oder mit Schlaginstrumenten über den Stoffwechsel, den Träger des Willens, wirken. Wie stark uns zum Beispiel der Rhythmus, den wir über Schlaginstrumente besonders betonen können, bis in die Gliedmaßen hinein ergreift, hat jeder schon einmal erlebt.

Die Fülle der musiktherapeutischen Möglichkeiten ist groß und kommt tatsächlich in ihrer Vielseitigkeit auch bei der Krebsbe-

Vielfalt der musikalischen Möglichkeiten

Kantele und Leier – Instrumente der Mitte

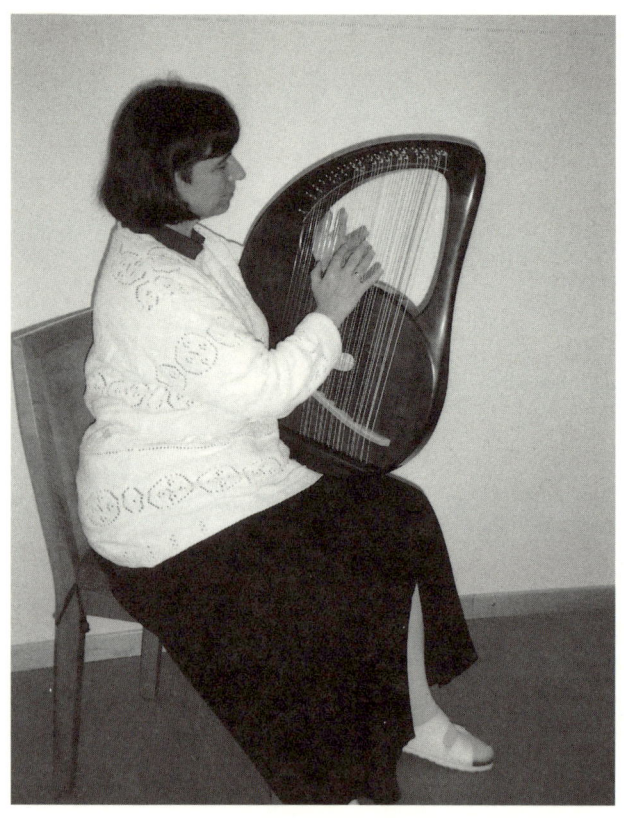

Die Leier wird oft therapeutisch eingesetzt.

handlung sehr differenziert zum Einsatz. Dies schließt nicht aus, dass man dennoch als Schwerpunkt der Krebsbehandlung den Zugang am häufigsten über die Mitte des Menschen wählt. Hierfür sind die in der anthroposophischen Musiktherapie speziell neu entwickelten Instrumente besonders geeignet. Da ist zum Beispiel die Kantele, die auch von schwer kranken bettlägerigen Patienten noch selbst zum Klingen gebracht werden kann und die immer wieder in solchen Situationen für die betroffenen Menschen zu einem lieben Begleiter wird. Es kann dann je nach Bedarf zur Beruhigung, Entspannung, Entkrampfung oder Schlafförderung eine Tonfolge auf dem pentatonisch gestimmten Instrument gespielt werden. Eine besonders schöne instrumentale Schöpfung ist die Leier, die ganz im Zentrum der Therapie des Krebskranken steht und die auch unserer erwähnten Patientin in besonderem Maße eine Hilfe war und immer noch ist. Schon durch die Haltung des Instrumentes im linken Arm an der Brust wird die Nähe zum Herz-Lungen-Bereich deutlich. Wer einmal Gelegenheit hat, ein solches Instrument zu erproben, spürt bald jene tiefgehende Wirkung, die sich theoretisch nur schwer beschreiben lässt.

Wort, Sprache, Mensch – Therapie durch Sprachgestaltung

Aus Lauten werden Wörter, aus Wörtern bildet sich unsere Sprache, die uns dazu dient, uns von Ich zu Ich verständlich zu machen. Dichterinnen und Dichter verstehen es, Sprache so zu gestalten, dass sie uns zum gefälligen Kunstgenuss wird.

Eine Krankengeschichte:

Dass durch einen besonderen Umgang mit den Möglichkeiten des Sprechens Linderung von Beschwerden möglich wäre, hätte bei Therapiebeginn 71-jährige Patientin nicht zu hoffen gewagt. Es war für sie eine Offenbarung. Das Leben hatte der Bäuerin für sich selbst und für ihre im Verborgenen gehüteten tieferen Interessen bis dahin wenig Raum gelassen. Es hatte ihr so wenig Raum gelassen, dass sie ihre über Jahre hin immer stärker werdenden Beschwerden kaum beachtete. Die schwere alltägliche Arbeit von früh bis spät und der sehr herrschsüchtige cholerische Ehemann schienen ihr Grund genug für ihre chronisch gewordenen, immer wieder heftigen Bauchschmerzen zu sein. Schließlich trat ein Notfall ein. Wegen akuter unübersehbarer Bauchkrämpfe wurde sie zum Arzt gebracht, der sie sofort weiter ins Krankenhaus schickte. Die Chirurgen fanden einen sehr ernsten Befund. Vom Dünndarm ausgehend hatte sich ein malignes Melanom ausgebreitet und auch den Dickdarm schon ergriffen. Es mussten große Teile besonders des Dickdarms entfernt werden. Der körperlich zarten, aber seelisch sehr starken Patientin wurde dieser Befund mitgeteilt, und als sie sich nach der Operation ein wenig erholt hatte, schickte man sie heim, ohne ihr weitere Behandlungsmöglichkeiten anbieten zu können.

Die Patientin machte sich selbst auf die Suche nach Hilfen.

Sie fand die Lukas Klinik, eine onkologische Spezialklinik, in der wie nirgendwo sonst das anthroposophische Krebstherapieprogramm verwirklicht wird. Die Patientin beeindruckte durch ihre seelischen Strahlkräfte, aus denen heraus sie auch immer mit großer Dankbarkeit auf alle therapeutische Zuwendung reagierte. Und doch wirkte ihre Atmung zu oberflächlich, wie gestaut. Hier zu helfen, war ein erstes Ziel der sprachgestalterischen Therapie. Schon bald wurde deutlich, wie sich mit einfachen vokalischen Übungen die Atmung besserte und freier wurde. Die Patientin selbst hatte schon bald viel weniger Schmerzen und war in den Therapiestunden praktisch schmerzfrei. So benötigte sie nach kurzer Zeit schon keinerlei stärkere Schmerzmittel mehr. Mit Eifer übte die Patientin auch an therapiefreien Tagen in ihrem Zimmer und entwickelte eine tiefe Beziehung zu den kleinen Dichtungen, an denen sie mehr und mehr arbeitete.

Neben die Schmerzlinderung und die Befreiung der Atmung trat noch ein Drittes. Dies drückte die Patientin so aus: «Durch die Sprechübungen habe ich zu mir selbst gefunden.» Die Richtigkeit dieser Aussage bewies sich dann auch in ihrer weiteren Lebensgestaltung. Sie konnte, was ihr früher zeitlebens unmöglich war, Dinge, die ihr auf der Seele lagen, zur Sprache bringen und so in der ihr noch verbleibenden Zeit manche Last abwerfen. Entgegen der ursprünglichen Prognose lebte sie noch in ordentlicher Verfassung über zwei Jahre. Ihren Sprachübungen und ihrer dadurch entstanden Liebe zur Dichtkunst blieb sie in Treue und Dankbarkeit verbunden.

Sprachtherapie zielt auf die Ganzheit des Menschen.

An diesem schönen Beispiel wird viel Charakteristisches über die Sprachtherapie deutlich. Anders als in der Logopädie, wo es um Behandlung von Sprachstörungen und um die Behandlung direkter Behinderungen der Sprachwerkzeuge geht, zielen wir mit der künstlerischen Sprachtherapie wiederum auf die Ganzheit des erkrankten Menschen. Es besteht ein tieferer Zusammenhang zwischen dem Wort bzw. der Sprache und der menschlichen Organisation. Man denke nur an die spannende Beziehung zwischen der Gehirnbildung und der Ausbildung des Wortschatzes mit der Betätigung der Sprachorgane. Der Anfang des Johannes Evangeliums weist auf den schöpferischen Ursprung, wenn es heißt: «Am Anfang war das Wort.»

Der Mensch selbst ist aus diesem Schöpferworte heraus entstanden. Das Schöpferische des Wortes ist in unserer Alltagssprache oft kaum noch wahrzunehmen. Die oft so starke Reduktion der Sprache lässt immer weniger ahnen, was in ihr an Geistigem zum Ausdruck kommt. An diesen heilsamen Ursprung des Sprachlichen knüpfen wir in der Therapie wieder an. Durch gezielte Übungen erweitern wir unsere sprachlichen Möglichkeiten und überwinden die vielleicht schon lange vor der Krebserkrankung entstandene Sprach- und Atemlosigkeit.

Das Schöpferische des Wortes

«Das Überwuchern der Einatmung über die Ausatmung ist die eigentliche Ursache der Karzinomkrankheit.» Wie berechtigt dieser Hinweis Rudolf Steiners ist, zeigte unsere kleine Krankengeschichte.

Die Sprachtherapie wirkt hier nicht in erster Linie als Psychotherapie, in welcher der Patient sich einmal so richtig aussprechen darf. Durch viele Laut-, Sprach- und Atemübungen wird vielmehr harmonisierend und kräftigend auf den Menschen gewirkt, wobei zunächst nicht der Inhalt der Sprache, sondern der spezifische Gehalt zum Tragen kommt. Zu Hilfe kommen dann der Einsatz von Versmaß und Rhythmik. Immer wieder gelingt es auch, den Patienten bis an die Rezitation oder Deklamation heranzuführen, in der er sein Denken und sein Fühlen bis in seinen Willen bringen kann. Was hier so abstrakt klingt, erlebte unsere Patientin, wenn sie davon sprach, zu sich selbst gefunden zu haben. Das heißt mit anderen Worten, dass die Sprachgestaltung dem Ich hilft, wieder in genügendem Maße als Dirigent in den Menschen hineinzugreifen, womit einer wesentlichen Krebsursache entgegengewirkt wird.

Sprachgestaltung hilft dem Ich, wieder der Dirigent zu sein

Eine neue Kunst wird Therapie – die Heileurythmie

Die Künste, aus denen die bisher geschilderten Therapien hervorgegangen sind, sind uns auf die eine oder andere Weise vertraut. Dies muss für die nun folgende Heileurythmie keineswegs gelten. Sie ist die Weiterentwicklung einer noch sehr jungen Kunst: der Eurythmie. Diese entstand erst Anfang des 20. Jahrhunderts als Neuschöpfung Rudolf Steiners.

Eurythmie: durch den Körper sichtbar gemachte Sprache oder Musik

Was ist diese neue Kunst, die Eurythmie, diese «schöne Bewegung»? Von Rudolf Steiner wird sie auch «wirkliche Offenbarung der Menschennatur» genannt. Vielleicht kann man auch sagen: Sie ist durch den Körper sichtbar gemachte Sprache oder sichtbare Musik. Aus einem anderen Blickwinkel könnte man sie auch eine bewegte Plastik des menschlichen Körpers nennen oder als seelisches Turnen empfinden, das die Farbigkeit der Seele zum Erlebnis bringt. Hat man die Möglichkeit, künstlerische Eurythmie in ihrer Vollendung im Rahmen einer Bühnenaufführung zu erleben, dann kann sie als eine Zusammenfassung aller bisher betrachteten Künste erscheinen. Die Bewegungen der Eurythmie stehen im Einklang mit den menschenbildenden Gesten. So ist es nicht verwunderlich, dass auch in der Pädagogik ihr Einsatz gefragt ist zur Förderung der Entwicklung des Heranwachsenden.

Der Schritt zur Heileurythmie

Der Schritt zum Medizinischen, also der Schritt von der künstlerischen oder pädagogischen Eurythmie zur Heileurythmie geschieht nun so, dass der heilsame Charakter einzelner Bewegungen noch stärker herausgearbeitet wird. Das, was wir Krankheit nennen, kann ja auch so verstanden werden, dass eine Störung der harmonischen Urbewegung eingetreten ist. Die Tumorentstehung empfinden wir als Beispiel für eine solchermaßen fehlgeleitete Bildgeste. Hier hat die Heileurythmie ihren therapeutischen Ansatz, indem sie ihre gesundenden Bildegesten dem Patienten nicht nur in gymnastisch-körperlicher Weise, sondern hineinwirkend in die eigentlichen, dem Körperlichen übergeordneten Bildekräfte vermittelt.

Nehmen wir zum Beispiel die Vokale. Ganz spontan empfinden wir, wenn wir den Laut A in uns erleben, ihn ausdrücken und dann in Bewegung umsetzen, etwas sich Öffnendes. Eine andere Qualität kommt beim E zum Erlebnis. Wenn beim A etwas wie Zuwendung spürbar wird, spüren wir beim E eher etwas wie sich zurückziehen, sich schließen, was in die Bewegung einer kreuzenden Gebärde führt.

Ein wiederum neues Erlebnis vermittelt uns der Laut O. Seine Geste ist, ähnlich wie beim A, nach außen gerichtet, aber jetzt nicht geöffnet, sondern sich rundend geschlossen. Dies kann zu dem Gefühl einer etwas Äußeres umfangenden Geste führen. Wir spüren die Polarität, die sich zwischen O und E zeigt, das eine Mal sich der Außenwelt zuwendend, Äußeres umschließend, das andere Mal sich nach innen kehrend, sich vor Äußerem schützend.

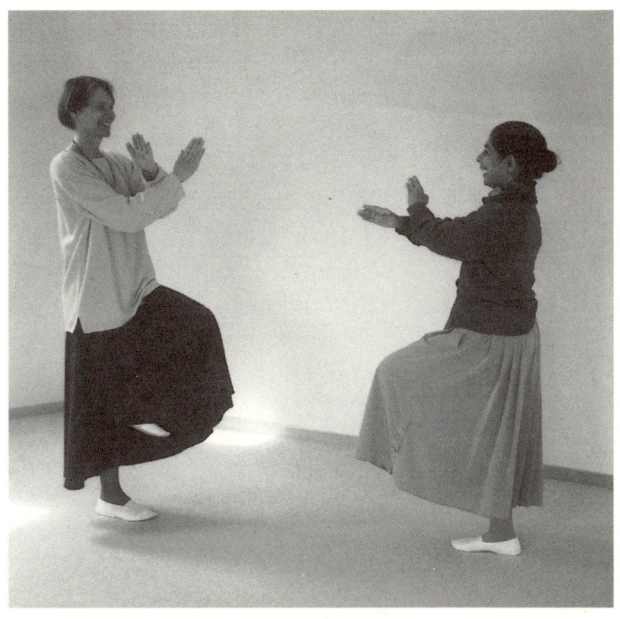

Das Geschicklichkeits-E – eine Übung voll fröhlicher Lebendigkeit.

Diese beiden Laute bilden den Auftakt zu einer von Rudolf Steiner für Krebspatienten gegebenen heileurythmischen Reihe. Im übenden Bewegen versuchen wir zwischen dem nach außen sich wendenden O und dem nach innen gewandten E die Mitte zu finden, die dann im dritten Laut, dem Konsonanten M, befestigt wird. Hieran schließt sich die eigentliche Mitte der siebenteiligen Übung an, es wird das L gebildet, ein Konsonant, der in seiner Bewegung alle Kräfte des Lebendigen in sich vereinigt. Die heileurythmische L-Gebärde ermöglicht es, das pflanzliche Werden und Vergehen vom Keim über den Spross, das Wachstum in Stengeln und Blättern, das Blühen und Fruchten bis hin zu einem erneuten Keimbilden zu durchlaufen. So geschieht nach dem Aus-

Eine heileurythmische Reihe:
O – E – M – L– EI – B – D

gleich zwischen außen und innen im M ein Ausgleich zwischen oben und unten im L. Im nun folgenden Laut EI tritt noch ein dritter Ausgleich hinzu, jener zwischen links und rechts, man könnte auch sagen: zwischen gebenden und empfangenden Kräften. So verstanden ist die ganze Übung also zentral darauf angelegt, verschiedene Polaritäten auszugleichen bzw. dort, wo eine Kluft im Menschen entstanden ist, für eine Überbrückung, eine Verbindung zu sorgen. Diese grundlegend krebsheilende Geste erfährt im sechsten Laut, dem B, eine schützende, bergende Hülle und schließlich im siebenten Laut, dem D, nochmals eine abschließende Befestigung.

O, E, M, L, EI, B, D – was wie sieben zufällige Buchstaben, sieben Laute dasteht, ist eine immer wieder hilfreiche heileurythmische Antwort auf die Krebskrankheit. Durch das Beschreiben solcher Vorgänge kann lediglich ein erstes Verständnis geweckt werden. Um zu erfassen, was tatsächlich geschieht, braucht es das übende Bemühen. Wenn die Bereitschaft dazu aufgebracht wird, sind die Ergebnisse immer wieder höchst erfreulich. Besonders rasch werden Patienten dann zu Freunden der Heileurythmie, wenn ihnen in konkreten Beschwerden geholfen werden kann. Dies ist immer wieder auch recht schnell und in akuten Fällen bei Schmerzsituationen, bei Schlafstörungen oder bei Verdauungsstörungen wie Durchfall und Verstopfung möglich.

Wenn Patienten noch lange Zeit nach Therapiebeginn treulich ihre erlernten heileurythmischen Übungen jeden Tag einige Minuten durchführen, geschieht dies sicherlich nicht aus Pflichtgefühl, sondern es weist darauf hin, dass sie die Wirksamkeit spüren und sich weiter zugute kommen lassen möchten.

Individuelles Therapieprogramm Durch die zahlreichen Hinweise Rudolf Steiners besonders während eines Kurses über Heileurythmie stehen viele gezielte Therapieübungen zur Verfügung. Aus ihnen entwickelt die Heileurythmistin bzw. der Heileurythmist das individuelle Therapieprogramm, das dann vielfach zu einem langfristigen Begleiter wird.

Eine Krankengeschichte:

Bei einer Patientin, die 15 Jahre mit einer fortgeschrittenen Brustkrebssituation lebte, war dies neben der geschilderten Übung besonders eine zweite, die sie in all den Jahren immer wieder dann konsequent übte, wenn sie sich physisch oder seelisch in kritischen Zuständen befand. Die Patientin hatte sich, nachdem die Diagnose gestellt war, gegen jegliche eingreifende Maßnahmen entschieden. Sie hatte vor ihrer Erkrankung die eigene Mutter nach liebevoller Pflege an den Folgen eines Brustkrebses verloren.

Nachdem sie drei Jahre ohne jegliche therapeutische Maßnahme mit ihrem Krebs gelebt hatte, bat sie nun doch um eine geeignete Misteltherapie. Als ihr zusätzlich auch die Heileurythmie angeboten wurde, war sie zunächst sehr skeptisch, da sie nicht verstehen konnte, was diese mit ihrer Situation zu tun haben könnte. Erst nach weiteren zwei Jahren griff sie ein erneutes Angebot auf und spürte nun ganz spontan, wie sie gerade mit Hilfe der Heileurythmie ihre Schmerzen, die sich in dieser Zeit immer wieder einstellten, viel besser beherrschen konnte. In den folgenden neun Jahren hat sie dann praktisch täglich, wenn oft auch nur sehr kurz, ihre Übungen fortgesetzt, und sie vertrat die Meinung, dass sie ohne diese gar nicht all die Jahre so lebensfroh und weltzugewandt hätte weitermachen können.

Die Übung, die ihr besonders lieb war, bestand aus den drei Vokallauten I, A, O. Im I wird zunächst ganz stark die menschliche Aufrichtekraft erlebt, die die Beziehung zum Kosmos betont und die den Tieren doch eigentlich fremd ist. Anschließend stellt man durch das A mit den Beinen eine feste Verbindung zum Irdischen her. Als Drittes wird durch das umfassende O mit den Armen eine harmonische Beziehung zur Umwelt angestrebt. Die übende Wiederholung dieser drei Grundgesten war genau das, was unsere Patientin brauchte, um immer wieder ihre innere Harmonie zu erlangen. Für Menschen, die diese Frau erlebten, war gerade dies das Faszinierende, dass sie trotz des Wissens, mit einer schweren Krebskrankheit zu leben, so viel innere Harmonie ausstrahlte und an andere weitergeben konnte. Bei solchen Erlebnissen fällt es schwer zu entscheiden, was mehr dazu beigetragen hat, dass Patientinnen und Patienten sich oft so eindrucksvoll entwickeln: die Krankheit selbst als Entwicklungsimpuls oder die aufgrund der Krankheit notwendige Therapie.

Durch Farben rhythmisieren – die Farblichttherapie

In der Schweiz, nahe bei Basel, befindet sich die Lukas Klinik, eine onkologische Spezialklinik, in der die anthroposophischen Therapien des Krebses zum Einsatz kommen. Den geschilderten künstlerischen Therapien wird hier seit vielen Jahren noch eine weitere hinzugefügt, die in dieser Klinik entwickelt wurde und bisher nur an wenigen Orten Nachahmung fand. Auch hier handelt es sich um eine Therapie mit Farben, wobei der große Unterschied zur Maltherapie schon darin besteht, dass Patientin und Patient die Farbe hier passiv erleben.

Ein frappierendes Erlebnis: die Komplementärfarben

Der Vorgang ist folgender: Wir sitzen in einem durch ein farbiges Licht beleuchteten Raum und nehmen diese Farbe ruhig in uns auf. Hat die Farbe eine Weile auf uns eingewirkt, wird das Licht gelöscht. In der Dunkelheit ergibt sich nun ein für viele frappierendes Erlebnis. Es entsteht eine ganz andere Farbe als lebendige Antwort des vorher erlebten Farbeindruckes, die Komplementärfarbe. Dieser Vorgang, der auch abläuft, ohne dass es uns ständig zu Bewusstsein kommt, hängt mit dem zusammen, was wir als Lebenskräfte kennen gelernt haben. So wird es auch verständlich, dass bei Patientinnen und Patienten, die kurz nach einer Chemotherapie in diese Therapie kommen, die Wahrnehmung von Komplementärfarben oft sehr erschwert, wenn nicht sogar unmöglich ist.

Im weiteren Gang der Therapie wird nun wiederum nach Abklingen der Komplementärfarbe das ursprüngliche Farberlebnis ermöglicht, auf das dann wiederum die Eigenbildung der Gegenfarbe folgt. Es wird also ein Rhythmus im Wechsel von äußerem und innerem Farberleben möglich. In einem zweiten, größeren Rhythmus führt die Therapie die Patienten hinein in den Rhythmus der Woche. Vom Montag bis zum Samstag werden die Übungen mit der jeweiligen Farbe des Tagesplaneten durchgeführt. Der früher selbstverständliche Zusammenhang von Wochentag und Planet ist uns bis heute in der Namensgebung erhalten. Wo das nicht im Deutschen klar wird, wie beim Montag oder Donnerstag (Donar = Jupiter) oder Sonntag, hilft zum Beispiel das Französische: Freitag = Vendredi (Venustag) oder das Englische: Samstag = Saturday (Saturntag).

Rhythmus von innerem und äußerem Farberleben

Es ergibt sich also ein Rhythmus durch die Woche. Er beginnt mit einem warmen Lila am Montag, dem Mondentag. Es folgen dann am Dienstag (Französisch: Mardi), dem Marstag, ein feuriges Rot, am Mittwoch, dem Merkurtag, ein strahlendes Gelb, am Donnerstag, dem Tag Jupiters, ein warmes Orange, am Freitag, dem Venustag, ein zartes Grün und am Samstag bzw. Sonnabend, dem Saturntag, ein mildes Blau. Einzig der Sonntag bleibt ohne Therapie und müsste selbständig innerlich in ein festliches, leuchtendes Weiß geführt werden.

Rhythmus durch die Woche

Das Erleben der Farben hat viel mit dem Seelischen zu tun. Das Bilden der Gegenfarbe hat viel mit den Lebenskräftemöglichkeiten zu tun. So können wir also diesen Zusammenhang, der ja für die Krebsüberwindung wiederum so nötig ist, mit dem Patienten in der Farblichttherapie rhythmisch üben und stärken.

Seelisches und Lebenskräfte

Zu dem gesamten Therapiegang gehört außer dem Kernstück des Farb- und Gegenfarberlebens und -entwickelns noch ein musikalisches und ein sprachliches Erlebnis der jeweiligen Tagesstimmung. Schließlich wird im ruhigen Anschauen und Befühlen von Quarzen die Therapie abgerundet. Hier handelt es sich dann wie-

Lichtwahrnehmung an Quarzen

derum um eine Lichtwahrnehmung, aber um jenes Licht, das aus dem Kosmos in die härtesten irdischen Stoffe hinein gebunden wurde. Das Bild der farbigen Quarze wird so zu einem Leitgedanken für die ganze Farblichttherapie, in der die dem Patienten eigenen Lichtkräfte verstärkt werden sollen. Tatsächlich ist diese Therapie dann auch immer dort besonders erfolgreich, wo es depressive Verstimmungen zu behandeln gilt.

Künstlerische Therapien: Appelle an die Eigeninitiative des Patienten

Allen künstlerischen Therapien ist eins gemeinsam: Es wird von Patientin und Patient die Bereitschaft erwartet, selbst aktiv zu werden. So sind diese Therapien oft – das wurde an einzelnen Beispielen angedeutet – zunächst eine Herausforderung für die Menschen, ja sie müssen sich manchmal direkt durchringen, einer solchen therapeutischen Vorgehensweise zuzustimmen. Dies natürlich auch deswegen, weil man den Sinn und den Erfolg einer solchen Therapie zuvor nur schwer beschreiben kann, sondern ihn erst in der Aktivität erlebt. Es ist nicht zuviel gesagt, dass solch aktive therapeutischen Maßnahmen eine Anforderung an den Willen der Betroffenen sind. Dieser Wille ist es aber doch auch, an den wir appellieren müssen und der letztlich zur Überwindung der Krankheit gestärkt werden soll. Künstlerisch-therapeutisches Tun hat immer auch das Ziel, das die folgenden Worte Goethes aus «Die Geheimnisse» so trefflich zusammenfassen:

> «In diesem innern Sturm und äußern Streite
> Vernimmt der Geist ein schwer verstanden Wort:
> ‹Von der Gewalt, die alle Wesen bindet,
> Befreit der Mensch sich, der sich überwindet.›»

Im Überblick: Künstlerische Therapien im Einsatz gegen den Krebs

Mit sechs künstlerischen Therapieformen hat die anthroposophische Medizin besonders gute Erfahrungen gemacht. Es sind dies:

- Plastizieren; dem leblosen Stoff wird Leben und Form gegeben, ein Prozess, der das Wechselspiel zwischen physischem Leib und Ätherleib harmonisiert.
- Malen; was wir seelisch im Farberleben empfinden, soll so in unsere Organisation hineingeführt werden, dass das Seelische kräftigend in den Lebensleib hineinwirkt.
- Musizieren; es holt das Ich des Menschen wieder heran, so dass dieses sich in seiner eigenen Organisation ordnend und heilend betätigt.
- Sprachgestaltung; sie zielt auf die Ganzheit des erkrankten Menschen und kann deshalb heilend wirken, weil der Mensch selbst aus dem Schöpferwort, dem Wort Gottes, entstanden ist.
- Heileurythmie; sie wirkt dadurch, dass jeder Laut – ob Vokal oder Konsonant – durch den ganzen Körper, nicht nur die Sprachwerkzeuge im engeren Sinn, gebildet wird; diese Bildegesten sind gesundend für die Bildekräfte.
- Farblichttherapie; sie arbeitet mit dem Phänomen, dass eine Farbe nach einiger Zeit im Menschen die Komplementärfarbe als Antwort hervorruft; dieser Prozess wird rhythmisch wiederholt, wodurch die Lebenskräfte gestärkt werden.

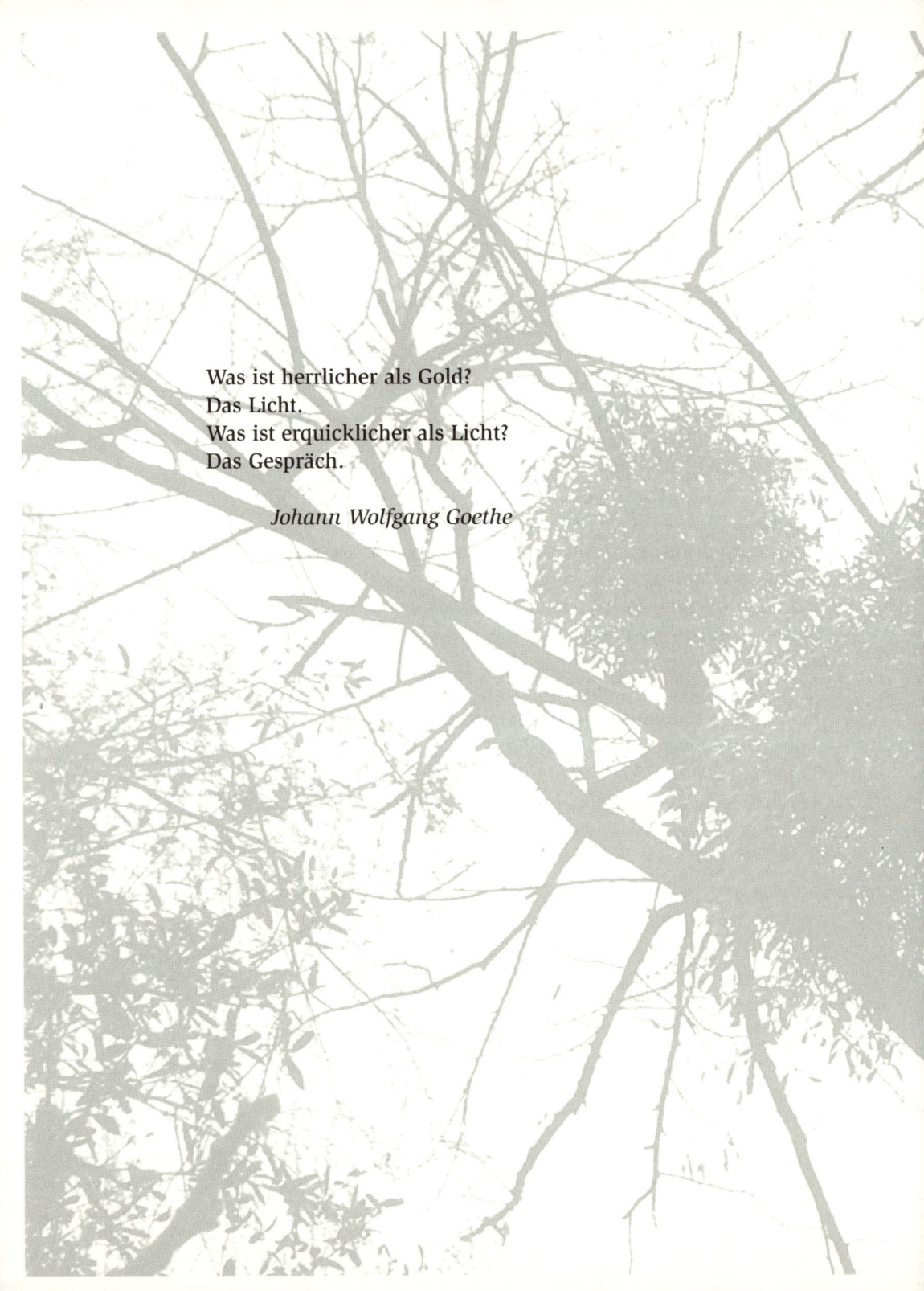

Was ist herrlicher als Gold?
Das Licht.
Was ist erquicklicher als Licht?
Das Gespräch.

Johann Wolfgang Goethe

Hilfen aus anderen Bereichen

Durch den Einsatz der Mistel und durch den Einsatz der künstlerischen Therapien erschließen sich dem Krebspatienten zwei hilfreiche Quellen, mit deren sachkundigem Einsatz immer wieder fast unmöglich Geglaubtes möglich wird. Die vielen Menschen, denen einst düstere Zukunftsaussichten prophezeit wurden und die dank dieser Therapien und natürlich dank ihres eigenen Einsatzes dafür sorgten, dass diese Prophezeiungen sich nicht bewahrheiteten, können in Anderen, die am Anfang ihres Weges stehen, berechtigte Hoffnung erwecken.

Aber auch bei optimalem Einsatz dieser beiden Möglichkeiten bleibt die Frage: Was kann, was muss ich außerdem noch für mich tun? Das so formulierte Bedürfnis drückt die Bereitschaft aus, selbst aktiv zu werden, zumindest dort, wo dies sinnvoll und hilfreich ist. Berechtigt schwingt auch die Sorge mit, dass unter Umständen zuviel oder Falsches getan werden könnte. Tatsächlich gibt es eine Fülle von Maßnahmen, die ergriffen werden können, um sich im Kampf mit der Krankheit zu stärken.

Welche Elemente können das anthroposophische Konzept abrunden?

Recht des Patienten auf ein individuelles Therapieprogramm

Im Laufe der Jahre sind mir so viele und immer wieder neue Therapien begegnet, auf die einzelne Menschen schworen. Der betreuende Arzt muss das Recht des Patienten, sich seinen eigenen Weg zu suchen und sein Therapieprogramm für sich individuell zusammenzustellen, durchaus sehr ernst nehmen – auch dann, wenn es ihm nicht immer leichtfällt, Praktiken und Maßnahmen, die der Patient von woanders her bekam, zu verstehen oder gar in das gesamte Therapiekonzept einzuordnen. So ist auch hier nicht der Ort zu urteilen, sondern unsere Aufgabe ist, das Konzept einer anthroposophischen Krebsbehandlung anschaulich zu machen, wobei dann tatsächlich der eine Baustein den anderen ergänzt und verstärkt. Wenden wir uns den Elementen zu, die neben Mistel und Kunsttherapie treten und so das Konzept abrunden.

Ergänzende Bausteine

Zunächst begegnen wir den Fragen der Ernährung bei Krebs. Ein Thema, das jeden betrifft, da über die richtige und falsche Nahrungsaufnahme viel geholfen bzw. geschadet werden kann.

Neuschöpfungen auf dem Gebiet der Physiotherapie wie zum

Beispiel rhythmische Massagen und Bäder erlauben auch dort den Einsatz beim Krebspatienten, wo klassische Physiotherapien zu heikel und zu gefährlich sind.

Ist Krankenhausbehandlung erforderlich, kommen in einer erweiterten Pflege wohltuende Einreibungen und Wickel zum Einsatz. Diese pflegerischen Hilfen werden aber nicht nur in der Klinik angewandt, sondern sie sind durchaus zu Hause weiterzuführen und werden so eine Hilfe zur Selbsthilfe.

Schließlich wird es noch lohnend sein, jenen Bereich zu betrachten, der sich vom psychotherapeutischen Gespräch mit Ärztin oder Arzt bis hin zu dem erstreckt, was als Biografiearbeit mittlerweile vielerorts angeboten wird. Hier werden wiederum durch Anregungen aus dem anthroposophischen Gedankengut neue Möglichkeiten erschlossen, die dem Ich des betroffenen Menschen direkt eine Stütze werden können.

Gesunde Ernährung durch vegetarische Vollwertkost

Es ist längst kein Geheimnis mehr, dass ein großer Teil der Probleme und Schwierigkeiten, die uns heute belasten, von den Menschen selbst verursacht wird. Dies gilt auch für den Bereich der Nahrung, die wir uns zuführen, oftmals wohl wissend, dass mit der aufgenommenen Kost Belastungen für den Organismus und Gefährdungen für die Gesundheit einhergehen. Dass die übliche Durchschnittsernährung die Krebsentstehung fördert, kann heute von niemandem mehr bezweifelt werden. In groß angelegten Studien wurde dies in den Vereinigten Staaten ganz besonders für die Darmkrebse und den Brustkrebs nachgewiesen. Will man dem Krebs vorbeugen oder ihn behandeln, drängt es sich also geradezu auf, sich auch den Fragen der Ernährung zu widmen.

Die heute übliche Durchschnittsernährung fördert den Krebs

So sicher auf der einen Seite ein Zusammenhang zwischen Ernährung und Krebskrankheit ist, so gewiss ist andererseits, dass es

Es gibt keine eigentliche Krebsdiät

eine eigentliche Krebsdiät nicht gibt. Man trifft immer wieder auf die sehr einseitige Anschauung, dass durch geeignete diätetische Maßnahmen der Krebs nur ausgehungert werden müsse. Dies hatte in vielen beobachteten Einzelfällen fatale Folgen und kann genauso wenig empfohlen werden wie irgendein fanatisches Ernährungsregime, an das man große Hoffnungen knüpft, die dann leider immer wieder enttäuscht werden. Besonders traurig ist es, wenn man sich ausschließlich auf eine solche Maßnahme verlassen hat und all die anderen wertvollen Hilfen unberücksichtigt ließ. Es braucht immer – das sei an dieser Stelle ausdrücklich betont – eine Reihe von Maßnahmen. Zu erwähnen sind die sinnvollen schulmedizinischen Maßnahmen, die in diesem Buch zusätzlich empfohlenen Therapien und schließlich auch, als ein weiterer Baustein, die Umstellung der Ernährung. Um dem Krebs durch eine falsche Kost nicht weiter Vorschub zu leisten, ist es besser eine Ernährung zu pflegen, welche die Krebsabwehrkräfte unterstützt.

Wie sich eine solche förderliche Kost zusammensetzt, ist in verschiedenen guten Büchern beschrieben, auf die im Anhang verwiesen wird. Beim Vergleich solcher Bücher stellt man fest, dass die Schwerpunkte unterschiedlich gesetzt werden, so dass letztlich auch hier wieder die Eigenverantwortung gefragt ist, sich für den individuell richtigen Weg bewusst zu entscheiden. Auch in der Ernährung gibt es nicht einen einzigen Weg, aber es gibt grundsätzlich wichtige Gesichtspunkte, die allgemein verbindlich sind und auf die hier kurz hingewiesen werden soll.

Qualität der Nahrung Was soll ich nun also essen? Dies möchte man verständlicherweise jetzt wissen. Bevor darauf eingegangen wird, sind noch einige Gesichtspunkte zu bedenken, die allzu leicht in Vergessenheit geraten. Von entscheidender Bedeutung, gerade für die Krebsernährung, ist die Qualitätsfrage. Wir können heute in unseren Breiten froh darüber sein, dass wir ausreichend zu essen bekommen. Doch womit wir uns sättigen, steht auf einem anderen Blatt. Nicht nur die Quantität ist von Bedeutung, sondern auch die Qualität. Durch die Nahrungsmittel werden nicht nur Fette, Kohlenhydrate und Eiweiße angehäuft, sondern sie sollen Anregung für lebendige, in uns ablaufende Prozesse geben. Eine Nahrung, die zuvor abgetötet wurde, also denaturiert ist, kann dies nicht mehr; sie hat ihre Qualität eingebüßt. Ein Höhepunkt in dieser Entwicklung ist das Gentech-Food, das uns mehr und mehr angeboten wird. Man beabsichtigt, Ernährungsprobleme zu lösen, ohne zu bedenken, dass neue Probleme geschaffen werden.

Wir hatten zuvor gesehen, dass für die Krebsentstehung oft Schwächen in der lebendigen Organisation des Menschen verantwortlich sind und dass es zur Krebsheilung von großer Wichtigkeit ist, diese lebendige Organisation wiederum zu stärken. Bezogen auf die Ernährung kann dies aber nur heißen, dass wir uns nach Nahrungsmitteln umschauen müssen, die diese lebendige Qualität noch in sich tragen. Am stärksten werden diesem Bedürfnis die Produkte der biologisch-dynamischen Wirtschaftsweise gerecht. Glücklicherweise wird es in immer größerem Maße möglich, auf diese Erzeugnisse zurückzugreifen. Biologisch-dynamische Nahrungsmittel sind nicht nur dadurch so besonders wertvoll, dass bei ihrer Herstellung auf alle Chemie und weitere Denaturierungsmaßnahmen verzichtet wird. Die unter dem Qualitätsbegriff «Demeter» angebotenen Nahrungsmittel sind nicht nur biologisch, sondern zusätzlich dynamisch. Sie entstammen einem landwirtschaftlichen Zusammenhang, der durch natürliche Präparate und durch einen gesundenden gärtnerischen oder landwirtschaftlichen Organismus eine Verlebendigung der Erde anstrebt. Dies trägt wiederum zur lebendigen Qualität der Erzeugnisse bei. Natürlich muss die Verhältnismäßigkeit des Aufwandes gewahrt bleiben. Ernährung mit Demeterkost leistet einen Beitrag, die krebsüberwindenden Kräfte zu stärken.

Erzeugnisse aus biologisch-dynamischem Anbau: «Demeter»

Ein weiterer Grundgedanke gilt der Beurteilung von pflanzlicher und tierischer Nahrung. Aufgrund des Wohlstandes wird heute viel mehr Fleisch gegessen als früher. Dies führt zwangsläufig zu einer Höhergewichtung des Eiweißes in unserer Nahrung. Dadurch treten die Kohlenhydrate immer mehr in den Hintergrund. Dieser Umstand allein wird als begünstigend für die Krebskrank-

Pflanzliche oder tierische Nahrung?

heit gewertet. Betrachten wir kurz den Unterschied von Pflanze und Tier, um dies besser zu begreifen.

Unterschied von Pflanze und Tier Das Pflanzenwesen ist Ausdruck der Lebensprozesse. Das Tier nimmt diese pflanzlich-lebendigen Prozesse als Nahrung in sich auf und verwandelt sie, indem es sie mit dem Tierisch-Seelischen durchdringt. Das Fleisch als Nahrung ist dann also schon eine Stufe weiterentwickelt. Die Umwandlung der lebendigen pflanzlichen Kräfte, die wir bei vegetarischer Nahrung selbst vollziehen müssen, hat uns bei der Fleischnahrung das Tier schon ein Stück weit abgenommen. Dies führt dazu, dass es leichter verdaulich erscheint. Es liegen jedoch dann, wenn wir uns zu sehr tierischer Nahrung hingeben, jene Kräfte in uns ein Stück weit brach, die eigentlich die Verwandlung des Pflanzlichen in uns vollziehen sollten.

Selbstverständlich soll auch hier wieder vor jedem Dogma gewarnt werden. Jeder hat letztlich für sich selbst frei zu entscheiden. Zur Entscheidungsfindung ist es aber nützlich, viele Gesichtspunkte zu kennen und zu berücksichtigen.

Lacto-ovo-vegetabile Ernährung Die Betonung der Pflanzenkost ist also wichtig. Durch Einbeziehung von Milchprodukten und wenig Ei entsteht so eine lacto-ovo-vegetabile Ernährung, die alle Bedürfnisse absichert, ohne zu belasten. Wenn diese Ernährung in der oben genannten Qualität möglich ist, haben wir viel getan, um die gegen den Krebs gerichteten Abwehrmöglichkeiten zu unterstützen.

Pflege der Esskultur Zusätzlich soll auch ein auf den ersten Blick weniger bedeutsamer Punkt erwähnt werden: die Pflege der Esskultur. Die liebevolle Zubereitung und Darreichung der Speisen fördert es, dass diese in optimaler Weise aufgenommen und aufgeschlossen und so in die Lebensprozesse hineingeschleust werden können. Hierzu gehört auch, dass man sich genügend Zeit nimmt, mit einer gewissen Andacht und im sozialen Miteinander zu essen. Um die gesunden Kräfte ganz zur Wirkung zu bringen, kommt es also nicht nur auf das Was der Nahrung, sondern auch auf das Wie der Nahrungsaufnahme an.

Dass es sinnvoll ist, das Speisen jeweils zu einer Freude werden zu lassen, darf aber nicht zu dem Trugschluss verleiten, die Lust durch den Einsatz der verschiedenen Genussgifte noch zu erhöhen. Diese sind für Krebspatientin und Krebspatient tunlichst zu reduzieren, wo es sich um Kaffee oder Tee handelt, oder ganz zu meiden, wenn es um Alkohol und Nikotin geht. *Vermeidung von Genussgiften*

Wir setzen unsere Nahrung aus Kohlenhydraten, Eiweiß und Fett zusammen. Früher bildeten die pflanzlichen Kohlenhydrate den Hauptteil der Ernährung. Heute sind Fett und Eiweiß in den Vordergrund getreten. Die Umwandlungsvorgänge im menschlichen Organismus bilden aus den Kohlenhydraten letztlich den Zucker, der als Glukose die eigentliche Energiequelle fürs Gehirn und die Muskulatur darstellt. Am sinnvollsten ist es, ihn als Vollgetreide aufzunehmen. Nur so bildet er eine dauerhafte Energiequelle. Bei einem direkten Zuckerstoß, zum Beispiel durch Süßigkeiten, ist dies nicht der Fall. Außerdem führt der raffinierte, also tote Zucker zu unerwünschten Gärungsvorgängen im Darm und schließlich zur Schädigung der Darmflora, was sich zum Beispiel in Blähungen äußert. Es ist also sehr wichtig, auch auf die Qualität des Zuckers zu achten, und es ist anzustreben, dass letztlich über die Hälfte der aufgenommenen Nahrung aus unraffinierten Kohlenhydraten besteht. *Bedeutung pflanzlicher Kohlenhydrate*

Was die Fette betrifft, so ist hier gegenüber der Normalkost durchaus eine Reduktion anzuraten. Dies gilt besonders für die tierischen Fette, wie sie versteckt im Fleisch und noch schlimmer in der Wurst zu finden sind. So kommt es also im Wesentlichen darauf an, den Bedarf für diesen Wärmespeicherstoff durch den Einsatz der richtigen Fette zu decken. Hierfür stehen uns drei Gruppen zur Verfügung: zuerst das tierische Fett, das relativ reich an gesättigten Fettsäuren und wenig stoffwechselaktiv ist; dann die Pflanzenöle und Pflanzenfette, wie zum Beispiel Olivenöl, Sonnenblumenöl, Distelöl und Leinöl, die durch ihren hohen Anteil an ungesättigten Fettsäuren eine regulierende Wirkung für den gesamten Fettstoffwechsel ausüben und so auch zur Regulation des Cholesterins beitragen können; schließlich als dritte Fettgruppe das Milchfett, also die Butter, die im Zuge der Aufregung um das *Reduktion von Fetten, besonders der tierischen*

Pflanzenfette und Butter

Cholesterin in den letzten Jahren leider in Verruf geraten ist. In der Butter haben wir eine Mittelstellung, ein Gleichgewicht zwischen ungesättigten und gesättigten Fettsäuren. Dadurch ist sie aber auch weiterhin das ideale Streichfett und der Margarine bei weitem vorzuziehen. Zur Herstellung von Margarine werden Schwermetallkatalysatoren eingesetzt, die unterschwellig toxische Rückstände hinterlassen. Eine Ausnahme bildet die spezielle Reformmargarine. Es ist wichtig zu bedenken, dass die heutige Tendenz, den Cholesterinspiegel allzu stark zu senken, zu extremen Ernährungsverhaltensweisen geführt hat, die wiederum im Verdacht stehen, eine bestehende Krebsdisposition zu fördern.

Für unsere Belange gilt, dass die tierischen Fette aus Fleisch und Wurst möglichst gemieden werden sollen, der Einsatz der Butter aber durchaus zu begrüßen ist.

Eiweiß aus Milch und Milchprodukten

Nun zum Eiweiß, der Grundsubstanz des Lebendigen und des Wachstums in Pflanze, Tier und Mensch. So wichtig es auf der einen Seite ist, fördert übermäßiger Eiweißkonsum auf der anderen Seite ungehemmte Zellwachstumsprozesse. Zu den genannten Gesichtspunkten gegenüber dem Fleisch kommt nun noch die oft fragwürdige Qualität aufgrund der Zucht- und Mastgewohnheiten, so dass es am günstigsten erscheint, den Eiweißbedarf durch Milch und Milchprodukte zu decken.

Problematisch ist oft der Einsatz von Hülsenfrüchten oder Pilzen, die einerseits schwer verdaulich und andererseits durch Umweltgifte belastet sind. Nicht zu vernachlässigen, wenn auch zahlenmäßig gering, ist das besonders dynamische Eiweiß, das wir uns über Obst und Gemüse zuführen. Körner, Nüsse und die schwerer verdaulichen Hülsenfrüchte enthalten das Speichereiweiß.

«Vegetarische Vollwertkost»

Unter Berücksichtigung der genannten Gesichtspunkte ist nun ein jeder aufgerufen, das für ihn geeignete Ernährungskonzept zu entwickeln. So kann eine abwechslungsreiche Küche gepflegt werden, in der pflanzliche Nahrung, zu einem guten Teil ungekocht als Salat oder Rohkost genossen, den Schwerpunkt bildet und, wie nicht selten zu hören ist, eine neue Freude an den täglichen Mahlzeiten weckt. So können wir auch durch die Nahrung die Krebsabwehr fördern, eben durch die Pflege einer vegetarischen Vollwertkost.

Heilen über die Haut – rhythmische Massagen, Bäder, Packungen

Vielfach wird darauf hingewiesen, dass Krebspatientinnen und Krebspatienten Persönlichkeiten sind, die sich in ihrem Leben viel abverlangten, sich oft zu wenig um sich selbst kümmerten und es verstanden, sich in übertriebener Weise an die Erfordernisse des äußeren Lebens anzupassen. Ob eine solche Charakteristik immer zutreffend ist, sei dahingestellt, denn auch ohne solche Voraussetzungen ist es sicher sinnvoll, nach therapeutischen Hilfen zu suchen, die das Verwöhnen und Umhüllen in besonderer Weise in den Vordergrund stellen. Dies ist das Bemühen einer verantwortungsbewusst eingesetzten Physiotherapie. Es braucht auch hier besondere Maßnahmen, denn nicht umsonst wird in den Lehrbüchern der klassischen Massage darauf hingewiesen, dass eine übliche Massagebehandlung bei Krebserkrankungen nicht durchgeführt werden darf, da durch aktives Einwirken auf Ablagerungen im Organismus unter Umständen eine Aktivierung der Krebskrankheit zu befürchten sei.

Aufgabe einer Physiotherapie

Keine übliche Massagebehandlung bei Krebs!

Die anthroposophische Medizin bietet auch auf diesem Felde etwas Besonderes an. Schon von Ita Wegman, der Ärztin, die zusammen mit Rudolf Steiner die anthroposophische Medizin begründete, wurde eine Massage angeregt, die heute bekannt ist als rhythmische Massage. Die Betonung des rhythmischen Elementes bei dieser Massageform steht ganz im Vordergrund. Diese Technik ist nicht primär darauf angelegt, im physischen Körper mechanisch wirksam zu sein, sondern – dies spürt der Patient relativ rasch – bewirkt durch rhythmische, leicht fließende, mal mehr saugende, mal mehr lösende Griffqualitäten eine Harmonisierung des lebendigen und des seelischen Menschen. Damit ist diese

Rhythmische Massage nach Ita Wegman

rhythmische Massage, die uns allen gut tut, auch und ganz besonders geeignet für krebskranke Menschen. Sie wirkt geradezu liebevoll heilend auf jenen Bereich, der im Vorfeld der eigentlichen Krebskrankheit eine Störung erfuhr. Kein Wunder, dass sich diese Therapie bei den Patienten großer Beliebtheit erfreut, da sie spontan spüren, dass ihnen hier etwas gegeben wird, was ihnen sehr gefehlt hat.

Niemals direkt im Tumorbereich

Selbstverständlich darf auch diese Form der Massage niemals direkt im Tumorbereich zur Anwendung kommen und auch nicht in Bereichen des Körpers, die aufgrund von Tumor und Metastasen gestaut sind. Sehr wohl sind aber indirekte Wirkungen auf solche Zonen des Körpers beobachtbar, zum Beispiel, wenn durch eine ableitende Massage im Rücken die Abflussverhältnisse für einen gestauten Arm sich verbessern.

Anwendungsbereich

Diese Massage hat, obwohl sie am Anfang oft als ausgesprochen zart empfunden wird, durchaus eine tiefe Wirkung auch bis in die Organe hinein. Dies wird besonders stark dort erlebt, wo Beschwerden des Magen-Darm-Traktes zu lindern sind oder wo durch Wasseransammlungen, zum Beispiel im Bauch (Ascites), ein besonderer Therapiebedarf besteht. Hier liegen Störungen vor, bei denen die rhythmischen Lebensprozesse nicht mehr genügend eingreifen. Ein rhythmisches Massieren kann, wenn es von ausgebildeten Fachkräften durchgeführt wird, diese inneren Prozesse wiederherstellen helfen.

gezielte Sauerstofftherapie

Da der Tumor aufgrund seines Milchsäuregärungsstoffwechsels nur einen minimalen Sauerstoffverbrauch hat, gibt es schon seit längerem Bemühungen, durch gezielte Sauerstofftherapie gegen das Tumorgeschehen und für die Abwehrkräfte des Immunsystems zu arbeiten. Die rhythmischen äußeren Anwendungen sorgen ihrerseits für eine bessere Belüftung in den behandelten Regionen und damit für den ganzen Leib.

Lemniskatenbad

Dies gilt nicht nur für die Massage, sondern auch für weitere rhythmische Maßnahmen wie zum Beispiel das Lemniskatenbad. Hierbei hat der Therapeut das um den Patienten befindliche Wasser in rhythmische lemniskatische Bewegungen zu bringen. Man vermag sich kaum vorzustellen, dass hierdurch eine andere Wirkung erzielt wird als durch ein durchschnittliches Wannenbad. Aber es treten tatsächlich eine erlebbare Lockerung und Entspannung sowie verbesserte Durchblutung ein. Dies führt zu einer Steigerung der Wärme und der Sauerstoffversorgung.

Auch hier haben wir wieder Wirkungen bis ins Seelische hinein. Seelische Verkrampfungen, depressive Verstimmungen werden spürbar gelöst. Verschiedene Modifizierungen dieser rhythmischen Bäder kommen zum Einsatz, zum Beispiel das Bürstenbad, das in hohem Maße die Atmungstätigkeit und die Sinnesfunktion der Haut anregt, oder das Reibebad, das besonders auf Flüssigkeitsstauungen im Gewebe günstig wirkt.

Da das Karzinom eine kalte Krankheit ist, heißt es bei der Behandlung immer wieder auch Möglichkeiten zu suchen, um den Wärmeorganismus zu stärken. In der Badeabteilung steht hierfür die Möglichkeit des Überwärmungsbades zur Verfügung. Ein solches Bad wird bei einer Temperatur von 36 °C begonnen und dann unter ständiger strenger Überwachung des Befindens des Patienten langsam auf höhere Temperaturen erwärmt. So erreicht man schließlich eine Art künstlichen Fieberzustandes. Dies ist also auch eine Form der Hyperthermiebehandlung. Solche Möglichkeiten sollten immer dann bedacht werden, wenn durch die bisherige Therapie die Reaktion des Wärmeorganismus nicht genügend erreicht werden konnte. *Überwärmungsbad*

Hilfreich für den Wärmeorganismus kann auch die Anwendung von Sauna und Sanarium sein, sofern der sonstige Gesundheitszustand dies erlaubt. Es braucht hier also unbedingt ärztlichen Rat und ärztliche Kenntnis der Herz-Kreislauf- oder Schilddrüsensituation. Weitere Anwendungseinschränkungen sind Erkrankungen der Leber und Infektionskrankheiten. *Sauna und Sanarium und andere Bäder*

Es bedarf auch genauerer Kenntnis der Verfassung des Patienten, um zu entscheiden, ob ein Luftperlbad zur allgemeinen Belebung, ein Kohlensäurebad zur stärkeren Anregung und Entstauung oder ein Sauerstoffbad mit seiner mehr beruhigenden und lösenden Wirkung zum Einsatz gebracht werden soll.

Wirkungen über die Haut

Beim Studium der Wirkungen in einer anthroposophischen physiotherapeutischen Abteilung wird unübersehbar, wie stark und tief über die äußere Haut etwas erreicht werden kann. Der Hinweis Rudolf Steiners in diese Richtung wurde zu seiner Zeit kaum verstanden. Heute wird auch in der Schulmedizin dieser Zusammenhang erkannt und genutzt, zum Beispiel beim Einsatz von Nitropflastern bei der Behandlung der Angina pectoris oder bei Hormontherapien mit Pflastern. Auch die kontinuierliche Schmerzbehandlung kann heute über Depotpräparate auf der äußeren Haut bewerkstelligt werden.

Öldispersionsbäder und Badezusätze

So sehen wir die vielfältigen äußeren Anwendungen in einem neuen Licht. Den Weg über die äußere Haut machen wir uns auch in der Bädertherapie zu Nutzen bei der Anwendung von Öldispersionsbädern und beim Einbringen bestimmter medikamentöser Zusätze in das Badewasser. Durch solche vergleichsweise einfachen Maßnahmen kann das individuelle Therapieprogramm gezielt ergänzt werden.

Es bedarf nicht der Erwähnung sämtlicher spezieller physiotherapeutischer Anwendungen, um zu erfassen, dass durch die Betonung des Rhythmischen in diesem Therapiezweig etwas gegeben ist, was für jede Krebspatientin, für jeden Krebspatienten auf die eine oder andere Weise mit Nutzen einbezogen werden kann.

Der krebskranke Mensch benötigt eine besondere Krankenpflege

Pflege und liebevolle Zuwendung

In den kürzeren oder längeren Phasen, die Patientin oder Patient im Krankenhaus verbringen müssen, ist es von unschätzbarem Wert, eine erweiterte, ganzheitliche Krankenpflege erleben zu dürfen. Mit den vielen über die Grundpflege hinaus reichenden Maßnahmen werden hier Krankenschwester und Krankenpfleger oft zur wichtigen Begleit- und Vertrauensperson. Für den erfolgreichen Einsatz der Pflege ist also auch die liebevolle Zuwendung jener Menschen nötig, die einerseits die Sachkenntnisse und andererseits die Begeisterung für diesen Beruf haben. Dennoch werden wir sehen, dass auch aus dem pflegerischen Bereich einzelne Elemente in das tägliche Programm der Krebsnachsorge oder Krebsbehandlung zu Hause miteinbezogen werden können.

Das Besondere im Pflegebereich ist, dass – anders als bei allen anderen medizinischen Berufen – das pflegende Team für die Kranke und den Kranken während 24 Stunden jeden Tag eine schützende Hülle bildet, so dass sich die betreuten Menschen gerade durch diese dauernde Präsenz in Sicherheit fühlen können. All das, was an grundlegenden Bedürfnissen zu befriedigen ist, kann man getrost in die Hände der Pflegenden legen. Dieser Umstand schafft dann die nötige innere Ruhe und Gelassenheit, die es braucht, um sich den eigentlichen therapeutischen Maßnahmen genügend öffnen zu können.

Pflege schafft eine schützende Hülle

In einer ganzheitlichen Krankenpflege wollen wir uns hiermit aber nicht begnügen. Durch gezielte pflegerische Eingriffe, die vom Arzt für den einzelnen Krebspatienten verordnet wurden, können jene vertrauten Pflegepersonen ein Übriges zur Unterstützung der Heilung tun. Krankenschwester und Krankenpfleger legen Hand an. Dies müssen sie ganz buchstäblich auch tun, wenn sie zum Beispiel durch gezielte Einreibungen, Wickel und Auflagen die besonderen Bedürfnisse eines jeden Kranken berücksichtigen. Solche Maßnahmen sind zum Teil auch zu Hause fortsetzbar oder können durch Angehörige getroffen werden, auch wenn dann eine Einreibung nicht in der rhythmischen Weise, wie die Schwester es erlernt hat, gegeben werden kann.

Einreibungen, Wickel und Auflagen

Die rhythmische Organeinreibung mit der vom Arzt verordneten geeigneten Salbe oder einem Öl wirkt nicht nur funktionell auf das entsprechende Organ, sondern harmonisiert auch den mit diesem Organ zusammenhängenden seelischen Bereich. Ähnliches gilt auch für die einfacher zu handhabenden Auflagen und Wickel, die auch in eigener Regie zur Anwendung kommen können. Die rhythmische Herzeinreibung mit einer gold- und melissenhaltigen Salbe zum Beispiel hat oft eine so beruhigende Wirkung, dass sie

Rhythmische Organeinreibungen

bei abendlicher Anwendung den Schlaf fördern kann. Eine Einreibung der Milz harmonisiert die inneren Ernährungsvorgänge. Eine rhythmische Einreibung der Nieren ist besonders ausgleichend für zu starkes oder zu schwaches seelisches Engagement. Um den Wärmeorganismus anzuregen und den ganzen Organismus von Wärme durchströmen zu lassen, ist es oft ratsam, eine Einreibung der Füße mit Kupfersalbe durchzuführen. Die Wirksamkeit der bei diesen rhythmischen Einreibungen verwendeten Substanzen kann in abgeschwächter Weise auch durch einfache Einreibung oder durch Salbenlappenauflage erzielt werden.

Leberwickel Von besonderer Bedeutung ist für die häusliche Pflege der Leberwickel. Er wird jeweils nach einer Mahlzeit als feuchtwarme Auflage eines frisch zubereiteten Schafgarbentees durchgeführt. Hier geht es um die Leber als Zentralorgan der lebendigen Kräfte, die bei jeder Krebsbehandlung zu unterstützen ist.

Diese wenigen Anregungen aus dem Bereich der Pflege haben nur Beispielcharakter, um deutlich zu machen, dass auch in diesem medizinischen Bereich manche Hilfe für den krebskranken Menschen zu finden ist.

Das umfangreiche Programm der Pflegeverrichtungen wurde hier nur angedeutet; die Bedeutung von Schwester und Pfleger geht weit über die eigentliche Leibespflege hinaus. Die seelische Not der Betroffenen wird oft denjenigen vertrauensvoll offenbart, die sich von früh bis spät am Krankenbett einsetzen, was schließlich dazu führen kann, dass durch einen geeigneten pflegerischen Griff oder auch durch ein offenes menschliches Gespräch ein entscheidender Impuls gegeben wird.

Den Weg neu gestalten – Unterstützung durch ärztliches Gespräch und Biografiearbeit

In der letzten Zeit häufen sich Nachrichten von sogenannten Spontanheilungen schwer kranker Krebspatienten. Diese Nachrichten kommen vor allem aus den Vereinigten Staaten. Was ist mit dem Begriff «Spontanheilungen» gemeint und wie sind solche Berichte zu verstehen? Erste zusammenfassende Darstellungen von Krankheitsverläufen, in welchen Menschen, denen man keine Hoffnung mehr gab, wieder gesundeten, liegen inzwischen in Buchform vor. Eine amerikanische Professorin, die mit vielen Patientinnen und Patienten Kontakt aufgenommen hatte, kam zu Ergebnissen, die sie selbst überraschten.

«Spontanheilung»

Zunächst ist aber gegenüber dem Begriff der Spontanheilung zu bedenken, dass man ihn immer dann anwendet, wenn die übliche, rein naturwissenschaftlich materialistische Therapie nicht mehr zur Anwendung kam bzw. auch gar nicht mehr angewendet werden konnte. Vor dem Hintergrund einer solchen Beurteilung ist letztlich jede Heilung, die auf anderen Wegen, also auch mit anderen Therapien, zustande kommt, eine spontane. Man spürt hier wieder das Unverständnis gegenüber anderen Therapien.

Wenn man aber im Einzelnen die Wege der betroffenen Menschen genauer anschaut, nimmt man wahr, dass sie nicht völlig ohne jede Therapie waren, sondern sich anderer Hilfen bedient haben, Hilfen aus der sogenannten Alternativmedizin, zum Beispiel in Form verschiedenster naturheilkundlicher Verfahren. Dazu kommen, und dies ganz besonders in den Vereinigten Staaten, psychotherapeutische Verfahren, die dort ohnehin sehr viel häufiger in Anspruch genommen werden als in Europa.

Hilfen von naturheilkundlichen Verfahren …

Dass Psychotherapie allein imstande ist, für eine Krebsheilung zu sorgen, wird heute noch sehr in Zweifel gezogen. Immerhin konnte, auch wiederum in Amerika, durch Untersuchungen bewiesen werden, dass psychotherapeutische Hilfe für die Patientin-

… und aus der Psychotherapie

nen und Patienten eine deutliche Besserung der Prognose erbrachte. Auch die psycho-neuro-immunologischen Zusammenhänge sind inzwischen klarer geworden. Diese besagen aber nichts Anderes, als dass eine Therapie, die eine Verbesserung der seelischen Lage bewirkt, auch eine Verbesserung des Immunsystems und damit der Krebsabwehr bedeutet.

Das Leben neu ergreifen!

Das Ergebnis, das für jene amerikanische Professorin ganz besonders überraschend war, lautete: In fast allen Fällen einer sogenannten Spontanheilung war es den Betroffenen gelungen, sich selbst und ihr Leben derart neu zu greifen, dass durch die Verwirklichung eines oft lange gehegten inneren Anliegens ein neuer Weg beschritten wurde. Solche Entwicklungen, hervorgerufen durch ein einschneidendes Krankheitserlebnis, können in einzelnen Situationen sehr spektakulär dargestellt werden. Aber auch dort, wo es sich um weniger dramatische Neuorientierungen handelt, muss man feststellen, dass es hier gelungen ist, das eigentliche Wesen des Menschen, sein Ich, wachzurufen und ein Stück weit zum Lenker des eigenen Geschickes zu machen. Patientinnen und Patienten beschreiben dieses Geschehen oft – ganz unabhängig davon, was letztlich für die Krankheit erreicht wird – als Erringen einer neuen Freiheit. Diese Freiheit richtet sich nicht gegen andere, sondern sie ermöglicht, in neuer Deutlichkeit die eigenen Intentionen zu erkennen und sich ihnen zu widmen.

Das helfende Gespräch

Ein solcher Weckruf durch die Krankheit ist nicht leicht zu ertragen, und es bedarf des Beistands, um sich gerade in der ersten Zeit neu zu orientieren und zurechtzufinden. Für diesen Beistand ist es der Patientin und dem Patienten zu wünschen, dass ihnen eine in der Betreuung krebskranker Menschen erfahrene ärztliche Persönlichkeit zur Seite steht. Es bedarf dann immer wieder neuer Gespräche, in denen ohne Bevormundung die Frage bewegt wird: Was will mir meine Krebskrankheit sagen? Hier ist es nicht die Aufgabe von Ärztin oder Arzt, fertige Antworten zu präsentieren, sondern, ganz so wie Goethes Wort aus dem «Märchen» es ausdrückt, als Partner dem suchenden Menschen ein Gegenüber zu sein, damit im Gespräch Neues entstehen kann.

«Was ist herrlicher als Gold?
Das Licht.
Was ist erquicklicher als Licht?
Das Gespräch.»

Dieses Gespräch wird in unterschiedlich ausgeprägter Weise gesucht. Nicht selten kommt es dabei vor, dass weite Kreise gezogen werden und dass man Schwächungen, die heute bestehen und die man für das Entstehen der Krankheit mitverantwortlich glaubt, in viel früheren Zeiten der eigenen Biografie angelegt findet. Bei der Suche nach solchen Zusammenhängen sind einfache Lösungen, die unter Umständen sogar in Schuldzuweisungen münden, nicht gefragt. Eine ausführlichere Bearbeitung von solchen Schwerpunktthemen aus der eigenen Biografie ist aber sehr wohl bedeutungsvoll und kann für Entscheidungen, welche die weitere Lebensgestaltung prägen, zum Schlüssel werden. Die anthroposophische Menschenkunde, die uns das Verständnis von Gesundheit und Krankheit und insbesondere der Krebskrankheit erleichtert, steht jetzt Pate für eine systematische, an der Biografie orientierte Lebensstütze.

Aufarbeitung biografischer Schwerpunktthemen

Der Waldorfpädagogik liegt eine intime Kenntnis der Entwicklung des Kindes zugrunde. Ihr Ziel ist es, im rechten Moment die dem Lebensalter angemessenen Entwicklungsschritte zu fördern und zu stützen, um so die individuellen Fähigkeiten des Kindes zur Entfaltung zu bringen. Entwicklungen finden aber nicht nur von der Geburt bis zum Erwachsenwerden statt, sondern sie durchziehen unseren ganzen Lebenslauf. Hat man mit dem Erwachsenwerden seine körperliche Entwicklung abgeschlossen, bleibt für die seelische und vor allem die geistige Reifung noch viel zu tun. Jeder kann rückblickend an sich beobachten, wie er vor 15 oder gar 20 Jahren ein ganz anderer gewesen ist.

Gesetzmäßigkeiten in der Entwicklung des Menschen

Unser Gang durchs Leben ist etwas Einmaliges. Trotzdem ist es unübersehbar, dass diesem Gang objektive Gesetzmäßigkeiten zugrunde liegen, dass sich also, einfach gesagt, zu gewissen Zeiten in bestimmten Lebensaltern ähnliche Vorgänge abspielen. Diese Tatsache kann zum Beispiel erklären, warum in bestimmten Lebensaltern besonders gehäuft Trennungen von Paaren zu beobachten sind oder warum sich Menschen in einer Phase ihres Lebens neu orientieren und einen Berufswechsel vornehmen. Diese Ereignisse häufen sich zu ähnlichen Zeiten des Lebensganges, was kein Zufall ist.

Die Freiheit der Patienten bleibt gewahrt

Die Einwirkungen auf unsere Entwicklungen, seien sie fördernd, seien sie hemmend, zeigen ihre Auswirkungen oft erst in viel späterer Zeit. Die Besinnung, zu der die Krebserkrankung uns bringt, ruft vielfach das Bedürfnis nach einem Verständnis dieser Wechselwirkung in der eigenen Biografie hervor. Glücklicherweise kann heute an vielen Orten durch gut ausgebildete Biografiearbeiter eine systematische Unterstützung geboten werden. Diese Form der Begleitung hat gegenüber anderen psychotherapeutischen Verfahren den Vorteil, dass dadurch, dass immer wieder die objektiven Elemente in den Vordergrund gerückt werden, die Freiheit von Patientin bzw. Patient gewahrt bleibt. Immer wieder durfte ich beobachten, wie es durch eine Biografiearbeit gelang, die Gedankenwelt zu ordnen und zu einer klaren Sicht der eigenen Situation zu kommen. Auf solche Weise wird es dem suchenden Ich ermöglicht, die vorhandenen Kräfte für sich zu mobilisieren und so der Gesundung einen weiteren Baustein hinzuzufügen.

Im Überblick: Hilfen aus anderen Bereichen

Das anthroposophische Konzept, in dessen Mitte die Misteltherapie steht, kann durch weitere Maßnahmen abgerundet werden. Dabei muss allerdings der Gefahr entgegengearbeitet werden, dass zuviel oder Falsches getan wird. – Hauptelemente einer sinnvollen Ergänzung sind:

– Eine gesunde Ernährung durch vegetarische Vollwertkost, wobei wie bei allen anderen Maßnahmen auch an die Eigenverantwortung appelliert wird, nicht an ein fanatisch vertretenes Ernährungsregime. Als günstig hat sich eine lacto-ovo-vegetabile Ernährung erwiesen, durch welche die Abwehrmöglichkeiten gegen den Krebs unterstützt werden.

– Rhythmische Massagen, Bäder und Packungen; bei all diesen physiotherapeutischen Maßnahmen wird großer Wert auf das Rhythmische gelegt, das – als ein Kennzeichen alles Lebendigen – gesundend und kräftigend wirkt.

– Eine Krankenpflege, die auf der liebevollen Zuwendung der Pflegenden beruht, schafft um den Kranken eine schützende Hülle, sodass er sich den therapeutischen Maßnahmen in Ruhe öffnen kann. Zu diesen Maßnahmen, die auch zu Hause von Angehörigen durchgeführt werden können, gehören z.B. Organeinreibungen, Wickel und Auflagen.

– Ärztliches Gespräch und Biografiearbeit; sie sollen dem Patienten helfen, den Weckruf durch die Krankheit zu ertragen und zu einer Neuorientierung zu finden. Der Blick auf die eigene Biografie ist deshalb von Nutzen, weil in der Kindheit erfahrene Förderungen und Hemmnisse sich oft erst in viel späterer Zeit auswirken. Hier kann ein Erkennen und Verstehen der Zusammenhänge befreiend wirken.

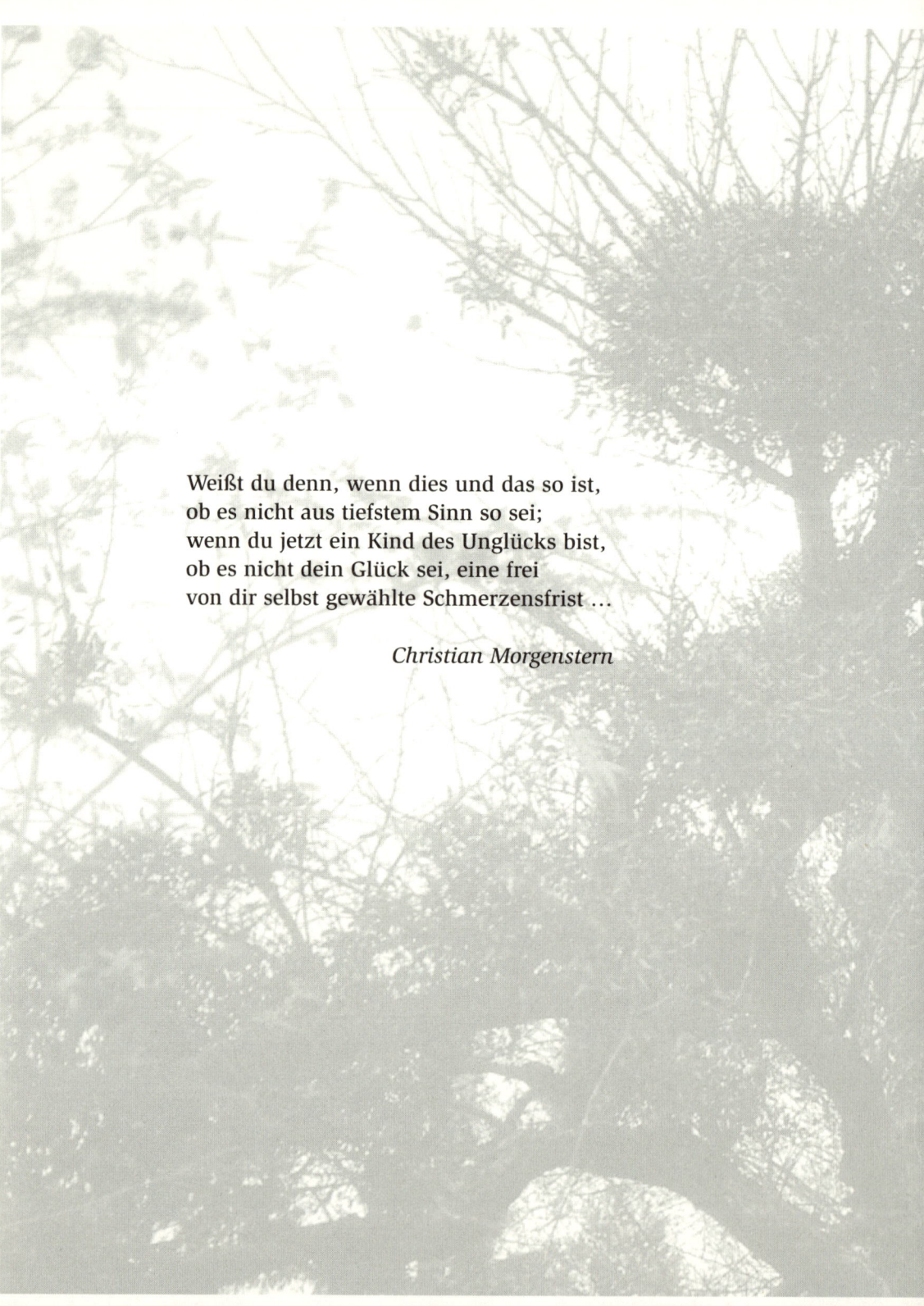

Weißt du denn, wenn dies und das so ist,
ob es nicht aus tiefstem Sinn so sei;
wenn du jetzt ein Kind des Unglücks bist,
ob es nicht dein Glück sei, eine frei
von dir selbst gewählte Schmerzensfrist ...

Christian Morgenstern

Begegnungen

Kaum ist die Diagnose Krebs gestellt, beginnt ein Ansturm unterschiedlichster innerer und äußerer Ereignisse. Die Fülle dieser verschiedensten Begegnungen macht es nötig, Ruhe und Ordnung bald wieder herzustellen, um die Übersicht zu behalten und die Auseinandersetzung mit der Krankheit nicht zu stören, sondern zu fördern. In welche Richtungen haben wir da zu denken?

Über das Wie und das Was

Zunächst gibt es jene lieben Verwandten und Bekannten, die aufgrund ihrer Erfahrungen manche Ratschläge zu geben wissen. Sie teilen mit, welche Therapie in anderen Fällen so hilfreich war, welcher Arzt sich als besonders geeignet zeigte, welche Klinik zu empfehlen ist. Nicht zuletzt aufgrund solcher Hinweise schließen sich weitere Begegnungen an, Begegnungen mit Menschen, die nun als Fachleute ihre Hilfe und ihren Rat vorbringen.

Es ist nicht immer leicht, das Wie und das Was voneinander zu trennen. Das Was ist die sachliche Darstellung der Therapie, das Wie ist die Art und Weise, in der eine solche Therapie nahe gebracht wird. Dass dieses Wie mindestens genauso wichtig ist wie das Was, beweist die oft traurige Tatsache, dass eine durchaus geeignete richtige Therapie vom Betroffenen abgelehnt wird, weil die Art, in der auf diese Behandlung hingewiesen wurde, oder die Person, die dies tat, kein Vertrauen einzuflößen vermochte. Leider gibt es auch das Gegenteile: Eine zweifelhafte Persönlichkeit erringt das Vertrauen von Patientin und Patient und erreicht es auf dieser Grundlage, notwendige Therapien zu verhindern oder unnötig zu verzögern.

Die Bedeutung menschlicher Begegnungen

Menschliche Begegnungen sind für die Gestaltung unseres Weges von hoher Bedeutung. Ob und wie sie zustande kommen, entscheidet mit darüber, welche Einstellung zur Krankheit und zur Therapie wir finden können. Wo solche Begegnungen praktisch fehlen oder nicht herstellbar sind – sei es im privaten, sei es im beruflichen oder auch im therapeutischen Umfeld –, wird es für die Betroffenen schwierig. In solchen Fällen sind die Erfolgsaussichten, vom Mediziner kurz Prognose genannt, deutlich schlechter.

Einfluss psychosozialer Faktoren auf den Krankheitsverlauf

Dass dies so ist, zeigt die Erfahrung. Es wurde jetzt auch in einer aufwendigen, über viele Jahre durchgeführten Studie von Professor Grossarth-Maticek bestätigt. Anhand vieler tausend KrebspatientInnen und ihrer Entwicklung arbeitete er heraus, wie stark psychosoziale Faktoren einen guten Krankheitsverlauf ermöglichen oder behindern können. Im ersten Moment überraschend war ein zusätzliches Resultat: Die PatientInnen mit einer Iscador-Misteltherapie hatten einerseits die besten Verläufe, andererseits zeigte sich unter dieser Therapie auch eine deutliche Verbesserung der psychosozialen Situation. In dieser Studie bestätigt sich also auf ganz sachliche Weise der in den einleitenden Kapiteln dieses Buches dargestellte menschenkundliche Zusammenhang.

Nicht nur was den Betroffenen menschlich entgegenkommt, sondern auch das Atmosphärische ist von Belang. Man denke nur daran, wie unterschiedlich gut gleiche Chemotherapiegaben in verschiedenen Umgebungen vertragen werden. Auch die tatsächliche Wirksamkeit ist keine objektive mathematische Größe. Sie hängt sehr davon ab, wie man sich der therapeutischen Wirkung öffnen kann. Dieses vertrauensvolle Sich-Öffnen gegenüber den Wirkungen einer Therapie wird erleichtert durch die Zuwendung des Therapeuten und die positive Atmosphäre des therapeutischen Umfeldes.

Wichtig ist die private Atmosphäre des therapeutischen Umfeldes

Es kommt aber nicht nur zu neuen Begegnungen mit Menschen und therapeutischen Einrichtungen, sondern auch zu einem neuen Erleben seiner selbst. Was wird in der Seele wachgerufen? Sowohl dunkle wie auch lichte Wahrnehmungen stellen sich ein. Da sind zum einen die Ängste und Sorgen bis hin zu Gedanken, die um den Tod kreisen. Verzweiflung will sich einstellen. Plötzlich entdeckt man aber auch neue ungeahnte Kräfte in sich. Diese Kräfte bilden dann die Grundlage für die Überwindung oder Beherrschung der Krankheit.

Ein neues Erlebnis seiner selbst

Nach außen wie in unserem Inneren sind wir aufgerufen, uns mit Neuem zu konfrontieren. Es gilt dann, dieses Neue zu verstehen und so zu fassen, dass wir es zur Hilfe weiterentwickeln. Für den Umgang mit diesen Begegnungen sollen auf den folgenden Seiten einige Anregungen und Vorschläge gegeben werden.

Viele gute Ratschläge kommen von selbst

Ein charakteristisches Erlebnis aus der Sprechstunde: Erwartungsvoll blickte eine Patientin mich an, als sie zum ersten Mal zu mir zur Konsultation kam. Zunächst berichtete sie, wie sie ihren Tumor selbst entdeckt und wie sie dann Operation und anschließende Bestrahlung hinter sich gebracht hatte. Nun, so erklärte sie, wolle sie noch alles tun, um ganz sicher zu sein, dass die Krankheit beseitigt und endgültig besiegt sei. Ihr vordringliches Anliegen an mich formulierte sie so: «Bitte beurteilen Sie all das, was mir in den vergangenen Wochen von vielen Menschen, näher und ferner stehenden, angeraten und zugetragen wurde.» Bei diesen Worten zog sie nach und nach verschiedenste Schachteln und Dosen aus ihren Taschen. Diese enthielten Vitamine, Spurenelemente, Pflanzenextrakte, Enzyme und Tropfenmischungen, deren Inhalt mir nicht näher bekannt war. Außerdem berichtete sie, von einer Bekannten auf einen so erfolgreich wirkenden Naturheiler hingewiesen worden zu sein, den sie inzwischen auch aufgesucht hatte und der begonnen hatte, ihr verschiedenste Präparate regelmäßig zu injizieren. Schließlich präsentierte sie noch eine ganze Sammlung von Artikeln. Alle drehten sich um das gleiche Thema, das sie beispielsweise unter folgenden Überschriften behandelten: «Eine neue Hoffnung gegen den Krebs» oder: «Jetzt ist Krebs endlich heilbar». Gut Gemeintes aus der Laienpresse, sehr einfach und überzeugend geschrieben, allerdings manchmal auch etwas zu leichtfertig in der Behandlung des Gegenstandes.

Dieses Beispiel macht deutlich, wie zahlreich die Ratschläge sein können, zu denen wohlmeinende Menschen sich aufgrund der Diagnose Krebs aufgerufen fühlen. Es wird aber auch deutlich, dass für den Betroffenen gegenüber der Vielzahl dieser Möglichkeiten die neue Schwierigkeit erwächst, sich mit allem auseinanderzusetzen und ein Urteil zu bilden. Durch die Erkrankung ist man ohnehin sensibilisiert und nimmt plötzlich viele Hinweise auf Medikamente, Praktiken und Verfahrensweisen wahr, die man zu-

vor nie hörte und auch nicht beachtet hätte. Auch diätetische Maßnahmen sind hier noch zu nennen. Unsere Patientin hatte schon
begonnen, regelmäßig frisch gepressten Rote Beete-(Randen-)Saft
zu trinken. Zusätzlich brühte sie sich täglich einen mexikanischen
Heilkräutertee auf, von dem sie gehörige Mengen zu sich nahm.

Die Liste der Anregungen ist mit dem Genannten noch keineswegs erschöpft. Man versteht das Bedürfnis unserer Patientin, sich
mit Hilfe des Arztes – neben der Misteltherapie mit Iscador, die sie
sich von mir wünschte – über die vielfältigen Möglichkeiten Klarheit zu verschaffen.

Es gibt sicher keine andere Diagnose neben dem Krebs, für die
eine solche Fülle von tatsächlichen oder auch vermeintlichen Hilfen angeboten wird. Hilfen, die, so kommt es einem vor, wie von
selbst auf die Betroffenen und ihre durch das Krankheitsbild hervorgerufene Unsicherheit eindringen. Was mag dieser Tatsache
zugrunde liegen und wie können wir mit ihr umgehen?

Eine Vielzahl von Hilfen wird angeboten – wie ist damit umzugehen?

Aus der weiteren Schilderung der Situation unserer Patientin
wird manches deutlich. Die Entdeckung des Tumors in der linken
Brustdrüse war für sie ein großer Schock, der viele Befürchtungen
weckte. Für die Bearbeitung dieser Ängste blieb ihr keine Zeit. Die
erste Beurteilung der Situation enthielt eine weitere Hiobsbot-
schaft: Eine recht ausgedehnte Operation sei erforderlich, bei der
die ganze linke Brust entfernt werden müsse. Zusätzlich wurde
eine Nachbestrahlung der Brust und der Achselhöhle dringend
angeraten. Diese bevorstehenden Maßnahmen lösten abermals
Sorgen aus. Wie würden sie zu überstehen sein und was würde es
für Folgen geben?

Unsere Patientin stimmte den notwendigen Schritten zu und
stand Operation und Strahlentherapie tapfer durch. Im Ab-
schlussbericht hieß es dann auch, sie habe die Therapien gut über-
standen und die Klinik in bestem Befinden verlassen. «So sah es
äußerlich auch tatsächlich aus, doch innerlich war ich noch gar
nicht nachgekommen und konnte mich über die Mitteilung, jetzt
wieder ganz gesund zu sein, noch überhaupt nicht richtig freuen.»
Unsere Patientin spürte, dass zwar für den Moment das Karzinom

erfolgversprechend angegangen worden war und physisch beseitigt zu sein schien. All das Nicht-Physische, das Lebendige, Seelische und Geistige empfand sie jedoch als genauso betroffen und
ebenso hilfs- und heilungsbedürftig.

Wichtig ist: Diese Empfindung machte sie besonders hellhörig für die vielen
verschiedene Ratschläge und ließ sie überall Hinweise entdecken, denen sie sich
Therapien verpflichtet fühlte nachzugehen. Diese Aktivität ist etwas sehr
dürfen einander Wertvolles. Sie durchbricht eine im ersten Moment begreifliche
nicht stören! Lethargie, in die der Betroffene leicht verfallen kann. Die neu
entstehende Aktivität darf aber nicht dazu führen, zu jeder Anregung ja zu sagen. Dies ist auch gegenüber sogenannten natürlichen Heilmitteln nicht immer der richtige Weg, da es darum geht,
die einzelnen Bestandteile der Therapie zu einem Gesamtkonzept
zu vereinen, in dem eines auf das andere aufbaut. Wichtig ist es,
zu vermeiden, dass verschiedene Therapien einander stören. Dies
ist überhaupt der wesentliche Gesichtspunkt in der Beurteilung
des Angebotenen. Er sei hier besonders hervorgehoben, nicht, um
einzelne Maßnahmen und Methoden zu verurteilen, sondern um
sie dem Weg, den Patientin und Patient zur ganzheitlichen Heilung gehen möchten, einzufügen.

Gefahr der Über- Immer wieder kommt es vor, dass PatientInnen mit mehreren
reizung und immunmodulatorisch wirksamen Medikamenten von verschiede-
Erschöpfung der nen Seiten ausgerüstet werden. Dies kann rasch zur Überreizung
Immunkräfte und Erschöpfung der Immunkräfte führen, was unbedingt vermie-
den werden sollte.

Vitamine und Sicherlich spricht nichts dagegen, sich gewisse Vitamine und
Spurenelemente Spurenelemente zuzuführen, insbesondere dort, wo dies nicht
durch eine umfassende vollwertige Ernährung in genügendem
Maße möglich ist. Einer sehr ernst zu nehmenden Theorie und
auch Erfahrung zufolge leben wir alle heute mit mehr oder weniger großen Defiziten bezüglich Vitaminen und Mineralien, so dass
eine Überwindung dieses Defizits sicher auch für die Krebsheilung
von großem Vorteil ist.

Die Beurteilung der therapeutischen Möglichkeiten richtet sich
danach, ob es sich um etwas Unterstützendes handelt oder eher

um etwas, was im Rahmen der Gesamtbehandlung Verwirrung und Unruhe stiften könnte. Hieraus ergibt sich der wichtige Rat:

Besprechen Sie jede scheinbar noch so harmlose Zusatztherapie mit der Ärztin oder dem Arzt Ihres Vertrauens, damit wirklich das gewünschte Mosaik von Hilfen entsteht, mit dem die notwendigen immunologischen, seelischen und geistigen Kräfte gefördert werden und so nach der Beseitigung des Tumors eine Überwindung der ganzen Krebskrankheit gesichert wird.

Der sogenannte «unbequeme» Patient

In der Medizin gibt es einen merkwürdigen Begriff, er lautet «Compliance». Dieser Ausdruck bezeichnet den Umstand, wie verlässlich sich die Patienten gegenüber der vom Arzt verordneten Therapie verhalten. Es gibt therapeutische Abläufe, in denen sich der Arzt sehr genötigt fühlt, darauf hinzuweisen, dass eine Therapie treu und ohne Unterbruch durchgeführt werden sollte. Das frühe Abbrechen bestimmter Behandlungen kann fatale Folgen haben. Hierüber gilt es, Patientin und Patient jeweils aufzuklären, denn bei genügender Erklärung wird die Einsicht folgen, und die Betroffenen werden sich entsprechend verhalten. *«Compliance»*

Leider wird der Begriff «Compliance» aber oft dahingehend überinterpretiert, dass von den Patienten blinde, gehorsame Angepasstheit verlangt werde. Nicht zuletzt aufgrund umfangreicher Studien kommt man für die Krebsbehandlung zur gegenteiligen Ansicht. Es scheint – dies belegt auch die Erfahrung –, dass Menschen, die sich den Ruf erworben haben, schwierig zu sein, bezüglich Heilung und Zukunftsaussichten die besseren Ergebnisse zeigen. *Aber kein blinder Gehorsam!*

Das manchem Arzt so lästige Nachfragen signalisiert ein Interesse am Geschehen und ermöglicht so ein intensiveres Mittun und

Mitgestalten im Heilungsprozess. So sollten sich Krebsärzte eigentlich über diese Form von Aktivität freuen. Menschen, die mit Diagnosestellung ihre Verantwortung und ihr Engagement beenden und sich gänzlich den Fachleuten überlassen, haben eine deutlich schlechtere Prognose. So verfolgt ja auch dieser Ratgeber das Ziel, über ein besseres Verständnis von Krebskrankheit und Krebstherapie jeden dazu anzuregen, an die Stelle des passiven Ertragens von Krankheit und Behandlung das aktive Tun als Unterstützung des Heilvorganges zu setzen.

Soviel Unbequemlichkeit muss erlaubt sein. Soviel Bereitschaft zur Auseinandersetzung darf man Ärzten und Therapeuten getrost abverlangen.

War es vielleicht sogar die Angepasstheit an ungesunde Lebensumstände, die mit zur Entstehung der Krankheit beigetragen hatte? Durch solche Gesichtspunkte kann man der durch die Krankheit erzwungenen Auseinandersetzung auch etwas Positives abgewinnen: Eine erste Herauslösung aus der angepassten Situation wird möglich. Hartnäckiges Nachfragen, das mancherorts als lästig erlebt wird, ist wie eine Art Aufwachen. Dies ist auch für die Betroffenen nicht immer bequem, aber zunehmend befreiend, wenn es zu einem neuen Ergreifen ihrer selbst und ihres Lebensweges führt. Der Aufruf an Ärzte und Therapeuten, sich über den «unbequemen» Patienten zu freuen, klingt etwas theoretisch. Die Freude stellt sich ein, wenn man einen Verlauf wie den folgenden erleben darf.

Eine Krankengeschichte:

Bei Frau M. zeigte sich auf besondere Weise, wie eine erfolgreiche Misteltherapie mit Iscador und ein neuer Impuls, sich selbst und das Leben zu ergreifen, miteinander Hand in Hand gehen. Frau M. stand von Kindesbeinen an unter stärkstem Einfluss ihres ihr sehr zugewandten, aber auch sehr strengen Vaters. Er war bestimmend für ihre Lebensgestaltung, für ihre Entwicklung und auch für die Entscheidungen bezüglich des beruflichen Weges. Sie war schon früh als ausgesprochen intelligent aufgefallen, beugte sich aber zunächst allen Entscheidungen seitens der väterlichen Autorität. So erlernte sie einen kaufmännischen Beruf, in dem sie rasch und erfolgreich vorankam. Trotz dieser von außen betrachtet glücklichen Entwicklung blieb sie über Jahre hin unzufrieden und wünschte sich eine weitere Ausbildung, um den Beruf der Lehrerin, der für sie ein Traum gewesen war, zu ergreifen.

Da ihr Vater diesen Schritt nicht verstand, setzte sie umso mehr Kräfte daran, alles besonders gut zu machen. Sie erwarb auf dem zweiten Bildungsweg ein glänzendes Abitur, absolvierte ihr Studium und zeichnete sich auch in der weiteren beruflichen Entwicklung immer durch besondere Leistungen aus. Dieser an sich schon belastenden Situation wurden durch Eheschließung und Geburt eines Kindes noch weitere Anforderungen hinzugefügt. Im Rückblick beschreibt sie selbst diese Jahre als eine Zeit ständiger Überforderung, in der sie sich im Höchstmaß an all das, was sie sich letztlich selbst abverlangte, anzupassen hatte.

Als sie 37 Jahre alt war, zeigten sich erste Symptome ihrer Erkrankung, die sie zunächst kaum wahrnahm und dann nicht recht ernst nahm. So gab sie sich umso leichter über Jahre hin mit dem Urteil der betreuenden Ärzte, die sie sporadisch aufsuchte, zufrieden, die Schwellung am rechten Kiefer sei harmloser Natur. Zwei Jahre später war dann dieser Befund so massiv gewachsen, verhärtet und schmerzhaft, dass dringend etwas unternommen werden musste. Eine Probeentnahme zeigte einen hochgradig bösartigen Befund, der dringend eine ausgedehnte Operation nötig machte. Weitere Untersuchungen zeigten das ganze Ausmaß der Erkrankung, die schon in die Knochen des Kopfes und in die Lunge metastasiert war. In den nun folgenden zwei Jahren erlebte die Patientin ihre schrecklichste Zeit, die aber auch eine Wandlung der ganzen Persönlichkeit einleitete.

Mehrfache Operationen waren nötig, dazu wurden Bestrahlungen und Chemotherapie durchgeführt in der Hoffnung, die Erkrankung damit, wenn nicht zu heilen, so doch zurückzudrängen. Leider musste Frau M. am Ende dieser zwei Jahre erfahren, dass sich die Befunde weiter deutlich verschlechtert hatten und dass es jetzt sinnlos und nur noch belastend sei, weitere aggressive Therapien folgen zu lassen. Durch dieses bestürzende Urteil meldete sie sich das erste Mal, statt nur pflichtschuldigst Nachrichten entgegenzunehmen und Therapien mitzumachen, selbst zu Wort. Eine Zeit intensiven Fragens und Suchens begann und führte sie schließlich zur anthroposophischen Krebstherapie. Der Hausarzt hatte sie uns als «unbequeme», sehr intelligente Patientin angekündigt und ihr selbst zwar den Gefallen einer Anmeldung getan, jedoch mit der Bemerkung, auch mit der Misteltherapie werde ihr nicht mehr geholfen werden können; eigentlich solle sie sich den Weg dorthin besser sparen. Dieses Urteil hat jener Hausarzt Jahre später ausdrücklich korrigiert.

Auch wir erlebten Frau M. in der ersten Zeit als sehr angespannt und anstrengend nicht nur für ihre Umgebung, sondern auch für sich selbst. Sie litt unter den Beschwerden, die ihre Krankheit ihr bereitete, und unter der Schwächung, die sich durch die verschiedenen starken Therapien eingestellt hatte. In den folgenden Monaten war es gleichermaßen schön zu erleben, wie sich auf der einen Seite die Erfolge der Iscador-Therapie darin zeigten, dass die Metastasierungen kleiner wurden, sich das Gesamtbefinden der Patientin zunehmend besserte und sich andererseits die Persönlichkeit wandelte. Frau M. begann, im ständigen Gespräch mit ihren Ärzten und Therapeuten sich und ihre Krankheit neu zu begreifen.

So löste sie sich nach und nach aus ihrer karriereorientierten Einstellung sowohl im Berufsleben als auch zu Hause und verwirklichte ein neues Konzept, in dem alle Bereiche, die sie sich wünschte, ihren Platz hatten, aber für sie selbst auch genügend Raum blieb. Mehr als zehn Jahre konnte sie ihre Berufstätigkeit mit halbem Pensum weiterführen, was ihr Zeit für die Erziehung der Tochter und überhaupt für das Familienleben gab. Darüber hinaus konnte sie sich jetzt ihren künstlerischen Interessen widmen. Jahre später äußerte sie einmal, dass sie durch die Krankheit zu einer Persönlichkeit wurde, zu der sie selbst aus vollem Herzen ja sagen konnte.

Als wir die Patientin 1984 kennen lernten, waren ihr aufgrund entsprechender statistischer Erwartungen nur noch wenige Monate in Aussicht gestellt worden. Die leider viel zu spät erkannte Krankheit, die schon so weit metastasiert war, ließ sich nicht mehr heilen. Dank der Mistel und dank der Tatsache, dass sie eine «unbequeme» Patientin war – was wir nur unterstützen konnten –, waren ihr jedoch noch über zwölf erfüllte Jahre beschert.

Chemotherapie: Zwischen Schaden und Nutzen ist abzuwägen

Kaum konnte mit der Verarbeitung der Nachricht, dass eine Krebserkrankung festgestellt wurde, begonnen werden, droht vielfach nach diesem ersten Schock ein zweiter: eine Behandlung mit Zellgiften, eine sogenannte Chemotherapie, sei dringend erforderlich; diese müsse unbedingt nach der Operation, in manchen Fällen sogar schon vorher, durchgeführt werden. Viele brennende Fragen ergeben sich: Muss eine solche Behandlung wirklich sein? Wäre sie vielleicht auf irgendeine Weise zu vermeiden? Wie läuft eine solche Therapie tatsächlich ab und was ist von ihr zu erwarten? Was kann gegen die Nebenwirkungen getan werden?

Fragen zur Chemotherapie

Eine zytostatische (zellzerstörende) Behandlung kennt man vielleicht nur vom Hörensagen. Vielleicht gab es auch im Bekannten- und Verwandtenkreis schon entsprechende Erlebnisse.

Vor- und Fehlurteile

Aufgrund mangelnder Kenntnisse und Informationen sind viele Vor- und auch Fehlurteile entstanden, die verständlich sind, da doch etwas Bedrohliches von dem Verfahren ausgeht. Diese Atmosphäre der Bedrohlichkeit wird oft noch erhöht durch die Art und Weise, in der eine solche Behandlung ultimativ aufgedrängt wird. Auch sind Umgebung und Milieu, in dem diese Therapien durchgeführt werden, oft zusätzlich beängstigend. Es gibt einige Onkologen, die sich um eine menschengemäßere Atmosphäre bemühen, was durch eine bessere Verträglichkeit der Behandlung belohnt wird.

Chemotherapie ist nicht gleich Chemotherapie! Um freier auf diese Thematik zugehen zu können, ist es wichtig, einiges zu bedenken. Zunächst ist es nicht richtig, ein Urteil über eine Chemotherapie aus einer anderen abzuleiten, da Chemotherapie nicht gleich Chemotherapie ist. Die Unterschiede bestehen gleichermaßen für Verträglichkeit und Wirksamkeit. Oft ist auch nicht bekannt, dass die verschiedenen Krebsarten sehr unterschiedlich gut auf eine Chemotherapie ansprechen. So gibt es einige wenige Krebsarten, die sogar durch Zytostatika zu einer Heilung geführt werden können. Für die meisten Tumorarten ist dies allerdings nicht der Fall.

Drei Motivationen zur Chemotherapie: kurativ – palliativ – prophylaktisch Grundsätzlich lassen sich drei verschiedene Motivationen nennen, aus denen eine solche Therapie verabreicht wird. Die erste, wie gesagt seltene, nennt man kurativ. Hier soll durch den Einsatz der Chemie die Krankheit geheilt werden.

Die zweite nennt man palliativ. Hier hofft man, ein gewisses Zurückdrängen zu bewirken, so dass zum Beispiel gewisse durch die Krankheit hervorgerufene Symptome gebessert werden.

Eine dritte, erstaunlicherweise sehr häufige ist die rein prophylaktische. Hier geht man aufgrund oft sehr umstrittener Statistiken davon aus, man könne die Prognose verbessern, indem man zu allen anderen Therapien nun noch eine Chemotherapie hinzufügt. Hier drängt sich in besonderem Maße die Frage auf, ob der jeweils in Kauf zu nehmende Schaden gegenüber einem meist recht fragwürdigen Nutzen gerechtfertigt ist.

Allzu leicht wird gerade in solchen Situationen vergessen, dass die Entscheidung über eine Behandlung letztlich immer vom Patienten selbst getroffen wird. Ärzte fühlen sich oft berufen, diesen Schritt zu erzwingen. So erfordert es viel Kraft, die Selbstentscheidung tatsächlich durchzuhalten. Dazu benötigt die Patientin bzw. der Patient Entscheidungsgrundlagen. Um diese zu erhalten, ist es ratsam, zwei Möglichkeiten auszuschöpfen:

Grundlagen für die eigene Entscheidung

> 1. Fragen Sie nach! Sie sollten wissen, warum die Therapie durchgeführt wird und wie sie sich gestaltet. Außerdem ist es wichtig, Informationen über mögliche Reaktionen und Nebenwirkungen zu erhalten.
> 2. Holen Sie eine Zweit- oder gegebenenfalls sogar eine Drittmeinung ein! Die vielen Gesichtspunkte bilden die Grundlage für den im Einzelfall richtigen und geeigneten Weg.

Die Entscheidung ist nur in seltenen Situationen von vornherein klar und eindeutig. Es kommt immer wieder vor, dass bei äußerlich völlig gleicher Ausgangssituation die Entscheidung das eine Mal für und das andere Mal gegen die Einleitung einer Chemotherapie gefällt wird. Völlig unabhängig davon, welcher Weg gegangen wird, gilt das Prinzip, dass eine Therapie, die vom Patienten bewusst gewollt wird, eine größere Hilfe auf dem Weg zur Gesundung darstellt als eine, der man sich passiv und eigentlich ohne bewusste eigene Zustimmung hingibt.

Je mehr der Patient weiß, desto besser kann er auch einem häufig anzutreffenden eindimensionalen Denken begegnen. Dort, wo unter Hinweis auf oft wenig überzeugende Studien, auf die therapeutischen Standardverfahren oder Ähnliches eine Chemotherapie erzwungen werden soll, wird ein gut informierter Patient skeptisch. Da die Situation häufig zweifelhaft ist, kommt der inneren Stimme des Betroffenen, die leider viel zu gering geschätzt wird, eine ungeheuer große Bedeutung zu. Die Betroffenen haben das gute Recht, eine Therapie abzulehnen, von der sie nach Abwägen von Schaden und Nutzen nicht überzeugt sind. Ein selbst-

Keine Therapie darf gegen den Willen des Patienten erzwungen werden!

bewusster Schritt ist nötig. Durch diese Eigenaktivität werden Krankheit und Therapie nicht mehr nur passiv erlitten.

Wenn während eines Beratungsgesprächs der Chemotherapeut einräumen muss, dass seine Therapie die Prognose nicht verbessert, sondern im günstigsten Fall die Krankheit vorübergehend zurückgedrängt wird, ist auch dies wiederum ein wichtiger Hinweis zur Entscheidungsfindung. Noch gravierender ist es, wenn eine Chemotherapie durchgeführt oder zumindest empfohlen wird, nur um überhaupt etwas zu tun, wohl wissend, dass ein positiver Effekt eigentlich nicht zu erwarten ist.

Grenzen der Chemotherapie

Die Medizin lebte vor zwanzig bis dreißig Jahren in der Hoffnung, dass es durch die Zytostatika, die Chemotherapeutika, bald möglich sein werde, den Krebs endgültig zu besiegen. Heute sind wir in dieser Angelegenheit sehr ernüchtert. Nur in einer sehr kleinen Anzahl von Krebskrankheiten und Krebszuständen kann diese Therapie als echte Hilfe empfunden werden. Allgemein gilt das, was auch von namhaften Onkologen so ausgesprochen wird: Die Chemotherapie-Euphorie hat viel unnötiges Leid über die betroffenen Menschen gebracht. Solch zusätzliches Leid gilt es für die Zukunft zu verhindern, was am leichtesten durch die Einbeziehung von gut informierten, mündigen Patienten geschieht.

> ### Zwei Bemerkungen zum Schluss:
>
> 1. Ist die Entscheidung zugunsten der Chemotherapie gefallen, dann stehen uns eine Fülle von Möglichkeiten zur Verfügung, um die Nebenwirkungen zumindest zu verringern.
> 2. Auch während einer aggressiven Therapie sollte man sich nicht von einer Misteltherapie abbringen lassen. Zwar ist das Iscador in dieser Zeit nur vorsichtig zu dosieren, es ist jedoch imstande, die Verträglichkeit der Chemie zu verbessern.

Begegnung mit der Angst

Dass ein Auftreten von Ängsten im Zusammenhang mit der Krebskrankheit geradezu charakteristisch ist, wurde in diesem Buch schon mehrfach angedeutet. Diese Ängste begegnen uns in mannigfaltiger Gestalt.

Manchmal gibt es schon lange vor Bekanntwerden einer Krankheit eine diffuse Angst. Sie wird als Ahnung von irgendetwas Bedrohlichem, zu dem es bald einmal kommen wird, erlebt. Solche Seelennöte sind sowohl von denen, die sie durchleiden, als auch von Ärzten und Therapeuten sehr ernst zu nehmen. Einerseits bedürfen diese Zustände der Therapie, andererseits können sie gelegentlich zu sehr frühzeitigen Diagnosen führen und somit die Hilfsmöglichkeiten rechtzeitiger und erfolgversprechender zum Einsatz kommen lassen. Mehr als einmal ist es mir begegnet, dass eine Patientin oder ein Patient felsenfest davon überzeugt war, bald dieses oder jenes Karzinom zu bekommen. Trotz aufwendiger Untersuchung fand man keinerlei Anhaltspunkt – um sich dann einige Zeit später doch der Tatsache gegenüber zu sehen, dass diese Krankheit entstanden war. Glücklicherweise kam es jeweils zu frühen Diagnosen, und so wurden rechtzeitig die geeigneten Therapien möglich.

Diffuse Ängste vor Bekanntwerden der Krankheit

Breiteren Raum nehmen aber jene verständlichen Sorgen, Nöte und Ängste ein, die sich spontan mit der Diagnosestellung aufdrängen und, wie es später oft heißt, schlimmer sein können als der eigentliche objektive Befund. Hier meldet sich zu Wort, was man im Zusammenhang mit dieser Krankheit je hörte oder auch in der Umgebung erlebte. Die Bedeutung der seelischen Einflüsse für den Krankheitsverlauf ist heute bekannt, und die Grundstimmung der Angst kann nur eine negative Kraft sein. Dennoch wird dieser Umstand gerne vernachlässigt mit der Folge, dass in der ersten Zeit die vorhandenen Ängste eher noch verstärkt werden. Patienten müssen erleben, dass auch jene, bei denen sie Rat suchen, oft mit Ängsten reagieren und angesichts der Krankheit Skepsis, wenn nicht sogar Pessimismus ausstrahlen.

Angstschock bei der Diagnose

Allzu leicht gerät der Betroffene in ein von Anonymität erfülltes Umfeld. Zur genaueren Diagnostik wird er von Untersuchung zu Untersuchung geschickt, er erlebt mehr Begegnungen mit Apparaten als mit Menschen. Für die therapeutischen Entscheidungen wird auf Standards verwiesen. Sie, so heißt es, seien die einzig richtige Therapie. Einen individuell an den eigenen Bedürfnissen entwickelten Behandlungsgang erkennt man hierin oft nicht. All dies fügt sich zu etwas Bedrohlichem zusammen. Wohin soll man sich mit seinen Nöten wenden?

Dass Angst entsteht, ist zwangsläufig und somit selbstverständlich. Es ist auch folgerichtig, dass sich medizinische Hilfspersonen wie Ärzte, Therapeuten, Krankenschwestern um ihre PatientInnen sorgen. Worauf es ankommt ist, dass auf den ersten Schritt ein zweiter folgt, nämlich die Bearbeitung der seelischen Situation. Wenn dies bedacht wird, kann man die Angstentstehung sogar positiv als einen Impuls, einen Aufruf zur Entwicklung neuer seelischer Kräfte nehmen, die sich für die Überwindung der Angst und durch sie bilden. Nur selten kann allerdings dieser Weg ganz spontan und allein aus eigenen Kräften gegangen werden. Jeder hat das gute Recht, sich auch hierfür Hilfe und Unterstützung zu suchen. Auf die Suche gehen muss man gelegentlich schon, um die Menschen zu finden, die soviel Vertrauen, wie zur Angstbewältigung nötig ist, entstehen lassen. An ihnen liegt es, den Prozess durch geeignete Maßnahmen, Medikamente und künstlerische Therapien zu unterstützen, so dass ein positiv optimistisches und angstfreies Umfeld entsteht.

Jüngst veröffentlichte Studien weisen darauf hin, dass ein solches Umfeld die Prognose für die krebskranken Menschen deutlich verbessert. Hier scheinen die verschiedenen Faktoren besonders deutlich ineinander zu greifen und sich gegenseitig synergistisch zu unterstützen. Was in Studien belegt wird, wird von PatientInnen oft ganz einfach ausgesprochen, indem sie sagen: «Seitdem ich mit der Iscador-Misteltherapie begonnen habe, konnte ich meine Ängste so gut wie überwinden.»

Man darf also dazu aufrufen, nicht nur zu seinen Ängsten, die verständlich und berechtigt sind, zu stehen, sondern sich darüber hinaus nach Therapien und Therapeuten umzusehen, die diesen Tatbestand ernst nehmen und etwas dazu beitragen, dass Angst überwunden und heilungsfördernde Mutkräfte entwickelt werden.

Hat die Krankheit einen Sinn?

Die Idee, dass die Krebskrankheit einen Sinn haben könnte, stößt bei Betroffenen wie Helfenden auf ein sehr unterschiedliches Echo. Das Spektrum reicht von brüsker Ablehnung dieser Vorstellung bis zu vorbehaltloser Zustimmung. Die einen fühlen sich durch die Auseinandersetzung mit dieser Sinnfrage belästigt und stellen unwillig die Gegenfrage: Muss denn jedes zufällig auftretende Geschehen einen Sinn haben? Man möchte diese Menschen vor der Auseinandersetzung mit einem Thema, das ihnen so ganz zuwider ist, gerne schützen. Man kann es aber nicht ganz ohne schlechtes Gewissen tun, denn es gibt auf der anderen Seite jene, die glaubhaft versichern, dass sie gerade dadurch, dass sie den Sinn ihrer Krankheit wahrnahmen, ihren persönlichen positiven Weg fanden. Einige sind sogar davon überzeugt, dass ihr erfolgreicher Weg mit der Krankheit in hohem Maße auf die Beschäftigung mit dieser Frage gegründet war und ist.

Die Sinnfrage: brüske Ablehnung und vorbehaltlose Zustimmung

Der Umgang mit diesem Thema erfordert es einmal mehr, die individuellen Bedürfnisse zu respektieren. Wir treten dafür ein, dass jeder das Recht hat, seinen ganz eigenen Weg bezüglich Krankheitsverständnis und Krankheitsbehandlung zu gehen. Diese Freiheit muss besonders auch dort betont werden, wo es um tiefere Verständnisfragen geht. Gerade in diesem Bereich darf man nicht aus der Freude heraus, selbst etwas verstanden zu haben, dieses Verständnis jedem anderen aufzwingen wollen.

Die Freiheit des Einzelnen muss respektiert werden

Gelegentlich kann man den Eindruck haben, dass wir uns das Leben unnötig belasten, indem wir bei allem und jedem den tieferen Sinn erfassen wollen. Leben wir heute tatsächlich geradezu

Die Sinnfrage öffnet eine spirituelle Dimension

mit einem *Hunger nach Sinn*, wie es zwei namhafte Psychologen in ihrem Buch gleichen Titels (siehe Literaturverzeichnis) beschreiben? Bei der Lektüre dieses Buches spürt man, dass beide große Erfahrung in der psychologischen Betreuung krebskranker Menschen haben. Hier findet sich wiederum die Beobachtung, dass es den PatientInnen eine Hilfe und auch zugleich ein elementares Bedürfnis war, sich mit der Sinnfrage auseinanderzusetzen. Die Autoren stellten auch ohne anthroposophischen Hintergrund fest, dass für die Betroffenen neben aller medikamentöser und erweiterter Therapie eine spirituelle Dimension zu erreichen ist. Das Erleben der Krebskrankheit, ganz gleich in welcher Stärke es auftritt, führt uns an die grundlegenden Fragen des Menschseins, an die Fragen des Lebens und Sterbens.

Vielleicht sogar Dankbarkeit für die Krankheit

An einem bestimmten Punkt der Auseinandersetzung mit diesen Fragen kann sich dann sogar ein Gefühl von Dankbarkeit einstellen, Dankbarkeit dafür, dass sich äußerlich und ganz besonders innerlich Erlebnisse einstellen, die ohne die Krankheit gar nicht möglich gewesen wären. Einen ersten Ausdruck davon finden wir darin, dass es leichter fällt, Wesentliches von Unwesentlichem zu trennen und der Lebensgestaltung einen neuen tragenden Inhalt zu geben. Dies gehört zu der immer wieder beschriebenen Positivseite des ernsten Geschehens. Diese positive Seite, das sei nochmals betont, stellt sich von Fall zu Fall sehr unterschiedlich und vor allem sehr unterschiedlich deutlich dar.

«Etwas Besseres hätte mir nicht passieren können»

Vor wenigen Monaten organisierte die Krebsliga in Basel eine Ausstellung krebskranker Künstlerinnen und Künstler. Bei der Eröffnungsveranstaltung gab es zunächst einige Ansprachen von offizieller Seite, in denen man sich bemühte, Mitleid und Anerkennung mit mehr oder weniger Einfühlungsvermögen zum Ausdruck zu bringen. In einer Rede wurde von den «armen Krebskranken» gesprochen, die doch noch die Kraft aufgebracht hätten, künstlerisch tätig zu werden. Als dann endlich eine der teilnehmenden Künstlerinnen gebeten wurde, das Wort zu ergreifen, erklangen gänzlich andere Töne. Sie sprach davon, dass noch so gut gemeintes Mitleid und larmoyante Worte wenig hilfreich seien. Sie selbst habe vor sechs Jahren eine Krebskrankheit durchgemacht und müsse heute rückblickend sagen, etwas Besseres hätte ihr nicht passieren können. Nach dem ersten Schrecken war ihre Antwort auf die Diagnose, jetzt endlich den Mut zu entwickeln, das zu tun, was sie ihr Lebtag schon immer wollte, nämlich sich der bildenden Kunst widmen. Diese gebe ihrem Leben nun seit dieser Zeit den Inhalt, den sie sich gewünscht hatte, so dass sie die Jahre seit der Krebskrankheit als ihre glücklichsten überhaupt bezeichnen müsse. Die Lebensfreude, die sie heute habe, verdanke sie einer durch die Krankheit ausgelösten Auseinandersetzung mit sich selbst und dem Sinn des Lebens. Auch auf die Hilfen, die sie suchte und fand, wies sie hin, auf die Stärkung durch die Misteltherapie und auf den Schutz, den sie durch das Eingebettetsein in ein anthroposophisch erweitertes Therapiekonzept erlebte.

Diese Patientin formulierte ihre Erfahrung besonders pointiert, aber auch bei vielen anderen klingt Dankbarkeit mit, wenn sie darüber berichten, welchen Sinn sie dem Krankheitserlebnis zuschreiben.

Die Schilderungen dieses Buches zum Verständnis der Krebskrankheit, zum Verständnis der Misteltherapie und dessen, was sich aus der täglichen Erfahrung im Umgang mit diesem Krankheitsbild als wichtig aufdrängte, möchten auf andere Weise Ähnliches erreichen, wie es die zitierte Künstlerin aussprach. Sie möchten dazu ermutigen, die vielen Seiten des Krebsgeschehens wahrzunehmen. Dies geschieht nicht in der Absicht, ein Urteil darüber zu fällen, worin für den Einzelnen der Sinn seiner Krankheit liegt. Die Absicht ist vielmehr, den Leser anzuregen und zu ermutigen,

Ermutigung

damit er neben allem, was er zu durchleiden hat, auch eine positive Aktivität entfaltet. So wird vielleicht schließlich das spürbar, was man als «Sinn der Krankheit» bezeichnen könnte.

Im Überblick: Begegnungen

Besonders die Krebserkrankung führt zu Begegnungen mit Menschen und therapeutischen Einrichtungen, aber auch zu einem neuen Erleben seiner selbst. Dabei kommt es nicht nur auf das Was, sondern fast mehr noch auf das Wie an. Die zahlreichen Ratschläge von allen Seiten rufen nach der Bildung eines eigenen Urteils, was eine durchaus wünschenswerte Aktivität von Seiten des kranken Menschen darstellt. Wichtig ist jedoch zu vermeiden, dass verschiedene Therapien einander stören; vielmehr sollen die einzelnen Bestandteile der Therapie zu einem Gesamtkonzept vereint werden.

Auch das von Ärzten oft als lästig empfundene Nachfragen des Patienten stellt eine wertvolle Aktivität dar, welche den Heilvorgang unterstützt. Besonders drängende Fragen stellen sich im Zusammenhang mit der Chemotherapie. Hier sind Erkenntnisgrundlagen nötig, damit der Patient selbst eine Entscheidung treffen und dann auch durchhalten kann. Der gut informierte, in diesem Sinne «mündige» Patient wird am ehesten dem von manchen Seiten ausgeübten Druck Stand halten können.

Dass im Zusammenhang mit der Krebserkrankung Angst entsteht, ist natürlich. Gelingt es, die seelische Situation zu bearbeiten, kann die Angst als Aufruf erlebt werden, neue seelische Kräfte zu entwickeln. Diese positive Haltung verbessert deutlich die Prognose.

Schließlich stellt sich die Frage nach dem möglichen Sinn der Krankheit. Eine Antwort darauf kann sich jeder nur selbst geben, sie kann nicht von außen kommen. Die Schilderungen dieses Buches sollen den Patienten jedoch dazu ermutigen, dem Leiden auch eine positive Seite, vielleicht einen Sinn abzugewinnen.

Literaturhinweise

1 Albonico, Hansueli: *Gewaltige Medizin*. Verlag Paul Haupt, Bern, Stuttgart, Wien 1997.

2 Burkhard, Gudrun: *Das Leben in die Hand nehmen*. Verlag Freies Geistesleben, Stuttgart 1992.

3 Fintelmann, Volker: *Krebssprechstunde*. Verlag Urachhaus, Stuttgart 1994.

4 Glöckler, Michaela / Schürholz, Jürgen: *Krebsbehandlung in der anthroposophischen Medizin*. Verlag Freies Geistesleben, Stuttgart 1996.

5 Göbel, Thomas: *Erdenseele und Landschaftsgeist – Gestaltwirkung geistiger Wesen im Pflanzenreich und in der Mistel*. Verlag am Goetheanum, Dornach 194.

6 Grossarth-Maticek, Ronald: *Prospektive Interventionsepidemiologie der Krebserkrankungen. Selbstregulation und Krankheitsverlauf*. Verlag Walther de Gruyter, Berlin, New York 1999.

7 *Kochrezepte aus der Lukas-Klinik*. Verein für Krebsforschung, Arlesheim 1990.

8 Klett, Manfred: *Wird der Mensch, was er isst?* Verlag am Goetheanum, Dornach 1998.

9 Gorter, Robert: *Iscador-Mistelpräparate aus der anthroposophisch erweiterten Krebsbehandlung*. Verlag für Ganzheitsmedizin, Basel 1998.

10 Leroi, Rita: *Misteltherapie. Eine Antwort auf die Herausforderung Krebs*. Verlag Freies Geistesleben, Stuttgart 1987.

11 Le Shan, Lawrence: *Psychotherapie gegen den Krebs*. Verlag Klett Cotta, Stuttgart 1976.

12 Le Shan, Lawrence: *Diagnose Krebs. Wendepunkt und Neubeginn*. Verlag Klett Cotta, Stuttgart 1993.

13 Zur Linden, Volker: *Krebs – Impuls für neues Leben*. Haug Verlag, Heidelberg 1994.

14 Luther / Becker: *Die Mistel*. Springer Verlag, Berlin, Stuttgart, New York 1987.

15 Siegel, Berni: *Prognose Hoffnung*. Econ Verlag, Düsseldorf, Wien 1996.

16 Steiner, Rudolf: *Die Philosophie der Freiheit*. Gesamtausgabe (GA) Bibl.-Nr. 4, Rudolf Steiner Verlag, Dornach [16]1995.

17 Steiner, Rudolf: *Theosophie. Einführung in übersinnliche Welterkenntnis und Menschenbestimmung*. GA 9, Rudolf Steiner Verlag, Dornach [31]1987.

18 Steiner, Rudolf: *Wie erlangt man Erkenntnisse der höheren Welten?* GA 10, Rudolf Steiner Verlag, Dornach [24]1993.

19 Steiner, Rudolf / Wegman, Ita: *Grundlegendes für eine Erweiterung der Heilkunst nach geisteswissenschaftlichen Erkenntnissen.* GA 27, Rudolf Steiner Verlag, Dornach [7]1991.

20 Steiner, Rudolf: *Geisteswissenschaft und Medizin.* GA 312, Rudolf Steiner Verlag, Dornach [6]1985.

21 Steiner, Rudolf: *Physiologisch-Therapeutisches auf Grundlage der Geisteswissenschaft. Zur Therapie und Hygiene.* GA 314, Rudolf Steiner Verlag, Dornach [3]1989.

22 Wagner, Richard: *Krebs – 160 Fragen und Antworten zur Therapie mit Iscador.* Verlag Urachhaus, Stuttgart 1996.

23 Wagner, Richard: *Immunologie und Krebskrankheit.* Verlag Urachhaus, Stuttgart 1993.

24 Wolff, Otto: *Die Mistel in der Krebserkrankung.* Klostermann Verlag, Frankfurt 1985.

25 Wirtz / Zöbeli: *Hunger nach Sinn.* Kreuz Verlag, Zürich 1995.

Bildnachweis

Die Fotos in diesem Buch wurden vom Autor zur Verfügung gestellt.

Nützliche Adressen

Anthroposophische Medizin-Hotline Tel. (07 11) 7 77 80 00
(angeschlossen: Gesellschaft Anthroposophischer Ärzte in Deutschland, Berufsverband für Anthroposophische Kunsttherapie, Berufsverband Heileurythmie,
Verein für Anthroposophisches Heilwesen)

Anthroposophische Ärzte:

**Gesellschaft Anthroposophischer Ärzte
in Deutschland e.V.**
>   Roggenstraße 82
>   70794 Filderstadt
>   Tel. (07 11) 77 99 711
>   Fax (07 11) 77 99 712
>   E-Mail: Ges.Anth.Aerzte@t-online.de

**Beratungsstelle anthroposophischer
Einrichtungen im Deutschen
Paritätischen Wohlfahrtsverband**
>   Haussmannstraße 6
>   70188 Stuttgart
>   Tel. (07 11) 21 55-0

**Medizinische Sektion am
Goetheanum**
>   Postfach 134
>   CH – 4143 Dornach
>
>   Tel. (0041) 61 706 42 90
>   Fax (0041) 61 706 42 91
>   E-mail: med.sektion@goetheanum.ch

**Vereinigung anthroposophisch
orientierter Ärzte in der Schweiz**
>   Dr. med. Eva Streit
>   Paracelsus-Spital
>   Bergstraße 16
>   CH – 8805 Richterswil

**Gesellschaft Anthroposophischer
Ärzte Österreichs**
>   Tilgnerstraße 3
>   A – 1040 Wien

*Anthroposophisch orientierte
Kliniken und Sanatorien:*

**Deutsches Rotes Kreuz und Freimaurer
Krankenhaus Rissen**
>   Medizinische Abteilung B
>   Suurheid 20
>   22559 Hamburg
>   Tel. (0 40) 81 91 23 00
>   Fax (0 40) 81 91 23 03

Filderklinik
Gemeinnütziges Gemeinschafts-
krankenhaus
Im Haberschlai 7
70794 Filderstadt-Bonlanden
Tel. (07 11) 77 03-0
Fax (07 11) 77 03-16 20

Gemeinnütziges Gemeinschafts-
krankenhaus Herdecke
Beckweg 4
58313 Herdecke/Ruhr
Tel. (0 23 30) 62-1
Fax (0 23 30) 62-39 95

Gemeinschaftskrankenhaus
Havelhöhe, Klinik für anthroposophisch
erweiterte Heilkunst
Kladower Damm 221
14089 Berlin
Tel. (0 30) 3 65 01-0
Fax (0 30) 3 65 01-4 44

Klinik Öschelbronn
Am Eichhof
75223 Niefern-Öschelbronn
Tel. (0 72 33) 68-0
Fax (0 72 33) 68-1 10

Krankenhaus Lahnhöhe
Überregionales Zentrum für
Ganzheitsmedizin
Am Kurpark 1
56112 Lahnstein
Tel. (0 26 21) 9 15-0
Fax (0 26 21) 9 15-5 75

Kreiskrankenhaus Heidenheim
Homöotherapeutische Abteilung
Schloßhaustraße 100
89522 Heidenheim
Tel. (0 73 21) 33 25 02
Fax (0 73 21) 33 20 48

Kurhaus am Stalten
Sanatorium für Allgemeinmedizin
79585 Steinen-Endenburg
Tel. (0 76 29) 91 09-0
Fax (0 76 29) 91 09-29

Kurklinik für dynamische Therapie
«Studenhof» Urberg
79875 Dachsberg-Urberg
Süd-Schwarzwald
Tel. 07672 – 9 23 39-0
Fax. 07672 – 9 23 39-40

Paracelsus-Krankenhaus für Innere
Medizin
Burghaldenweg 60
75378 Bad Liebenzell
Tel. (0 70 52) 92 50
Fax (0 70 52) 92 52 15

Sanatorium Schloß Hamborn
33178 Borchen
Tel. 05251 – 3 88 60

Sanatorium Sonneneck
Reha-Klinik für biologische Heilweisen
Kanderner Straße 18
79410 Badenweiler
Tel. (0 76 32) 75 20

Merian-Iselin-Spital
Homöopathisch-anthroposophische
Belegabteilung
für Innere Medizin
Föhrenstraße 2
CH – 4009 Basel
Tel. (00 41) 61 305 12 12
Fax (00 41) 61 301 18 66

Lukas Klinik
Brachmattstraße 19
CH – 4144 Arlesheim
Tel. (00 41) 61 706 71 71
Fax (00 41) 61 706 71 73

Ita Wegman Klinik
Pfeffingerweg 1 / Stollenrain
CH – 4144 Arlesheim
Tel. (00 41) 61 705 71 11
Fax (00 41) 61 705 02 74

Therapeutika:

Therapeutika sind Einrichtungen wie
z.B. Arztpraxen – auch Gemeinschafts-
praxen –, in denen ein größeres Angebot anthroposophischer Therapie-
verfahren besteht, wie z.B. Heileurythmie, Rhythmische Massage, Kunsttherapien (Malen, Plastizieren, Sprachgestaltung) und Gesprächstherapie.
Die Adressen werden auf Anfrage für
die veschiedenen Städte und Regionen
in Deutschland mitgeteilt durch:

**Verein für Anthroposophisches
Heilwesen**
Johannes-Kepler-Straße 56
75374 Bad Liebenzell-
        Unterlengenhardt
Tel. (0 70 52) 20 34
Fax (0 70 52) 20 35

**Berufsverband für künstlerische Therapien
auf anthroposophischer Grundlage e.V.**
Urachstraße 44
79102 Freiburg i.B.
Tel. (07 61) 7 16 58

Berufsverband Heileurythmie e.V.
Roggenstraße 82
70794 Filderstadt

**Verein für ein anthroposophisch
erweitertes Heilwesen**
Stollenrain 15
CH – 4144 Arlesheim
Tel. (00 41) 61 – 7 01 15 14
Fax. (00 41) 61 – 7 01 15 03

**Verein für ein anthroposophisch
erweitertes Heilwesen**
St. Peter-Hauptstraße 28
A – 8042 Graz
Tel. (00 43) 316 – 47 14 24 20
Fax (00 43) 316 – 47 14 24 20

Anthroposophische Hersteller von Heil-
und Pflegepräparaten:

Weleda AG
Möhlerstraße 3
73525 Schwäbisch Gmünd
Telefon (0 71 71) 9 19-0
Telefax (0 71 71) 9 19-362

Abnoba Heilmittel
Hohenzollernstraße 16
75177 Pforzheim
Telefon (0 72 31) 31 64 78
Telefax (0 72 31) 35 87 14

Helixor Heilmittel
GmbH & Co.
Fischermühle
72348 Rosenfeld
Telefon (0 74 28) 9 35-0
Telefax (0 74 28) 9 35-102

WALA Heilmittel GmbH
73085 Eckwälden / Bad Boll
Telefon (0 71 64) 9 30-0
Telefax (0 71 64) 9 30-297

Novipharm GmbH
Klagenfurter Straße 164
A-9210 Pörtschach
Telefon (00 43) 42 72 – 27 51-0
Telefax (00 43) 42 72 – 31 19

Zweigstelle Pforzheim:
Haidachstraße 29 + 43
75181 Pforzheim
Telefon (0 72 31) 6 97 97
Telefax (0 72 31) 6 61 48

Medizinische Forschungsinstitute

Institut für angewandte Erkenntnistheorie und medizinische Methodologie
Muselgasse 10
79112 Freiburg
Telefon (0 76 64) 58 32
Telefax (0 76 64) 4 00 40

Institut für onkologische und immunologische Forschung
Hardenbergstraße 19
10623 Berlin
Telefon (0 30) 3 15 74 40

Carl Gustav Carus-Institut
Klinik Öschelbronn
Am Eichhof
75233 Niefern-Öschelbronn
Telefon (0 72 33) 68-0

Forschungsinstitut Hiscia Verein für Krebsforschung
Kirschweg 9
CH-4144 Arlesheim
Telefon 00 41 (61) 7 06 72-72
Telefax 00 41 (61) 7 06 72-00

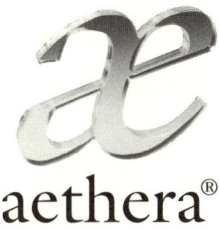

aethera®

Ganzheitlich handeln und heilen

aethera® möchte Menschen helfen, ganzheitlich zu handeln und zu heilen. Für alle Lebensbereiche, die unsere Gesundheit betreffen, sei es im körperlichen, im seelischen oder im geistigen Sinne, bietet aethera® Ratgeber an, die vor dem Hintergrund der Anthroposophie neue Wege weisen. Denn Gesundheit gibt es heutzutage nicht umsonst: der Mensch muß sich immer mehr selbst orientieren und sich letztlich auch selber weiterhelfen. Die Medizin, gerade wenn sie ganzheitlich orientiert ist, kann dann Hilfe zur Selbsthilfe sein.

So heißt das Leitmotiv des aethera®-Programms: Die heilenden Kräfte im Menschen stärken, die Bildung des eigenständigen Urteils unterstützen, die Initiativbereitschaft von Patienten und Verbrauchern fördern.

aethera® kommt aus dem Hause Freies Geistesleben und Urachhaus in Zusammenarbeit mit der Heilmittelfirma WELEDA und der Patientenvereinigung Verein für Anthroposophisches Heilwesen. Die am aethera®-Programm Beteiligten hoffen, daß die hier erscheinenden Bücher möglichst vielen Menschen Ratgeber und Helfer sein werden.

Verein für Anthroposophisches Heilwesen

Der Verein für Anthroposophisches Heilwesen wurde 1952 von Ärzten und Patienten mit dem Ziel gegründet, eine Medizin bekannt zu machen, die den Menschen als eine Einheit von Körper, Seele und Geist versteht.

Vorbeugende Gesundheitspflege

Es geht nicht nur darum, Krankheiten zu heilen, sondern darum, wie sich der Mensch im Lebensalltag – therapeutisch und medizinisch unterstützt – gesund erhält.

Mit einer intensiven Aufklärungsarbeit versucht der Verein, diesen ganzheitlichen Ansatz zu vermitteln. Durch Vorträge und Seminare zu den verschiedenen Lebensbereichen will er Wege aufzeigen, wie eine vorbeugende Gesundheitspflege gefördert werden kann. Dazu gehört die Herausgabe von Orientierungsschriften wie zum Beispiel der «Beiträge für eine bewusste Lebensführung in Gesundheit und Krankheit», die Lebensfragen von der Kindheit bis zum Alter behandeln und praktische Lebenshilfe bieten.

Aktive Mitgliedschaft

Anliegen des Vereins ist es, initiativfreudige Mitglieder darin zu unterstützen, sich zu einer örtlichen Arbeitsgruppe zusammenzuschließen, die den jeweiligen Gegebenheiten ihres Ortes entsprechend Öffentlichkeitsarbeit leisten kann. Dem Verein sind inzwischen über 80 Arbeitsgruppen und Therapeutika angeschlossen sowie mehrere Schwestervereine im Ausland. Die Unterstützung und Betreuung dieser Einrichtungen ist eine seiner wesentlichen Aufgaben.

Selbstbestimmung und Therapiefreiheit

Ein weiteres Ziel besteht darin, im gesundheitspolitischen Bereich den notwendigen Freiraum für ein allgemeines freiheitliches Gesundheitswesen zu erhalten und zu vergrößern. Die gesetzlich verankerten Rechte auf Selbstbestimmung des Patienten, Therapiefreiheit des Arztes, Vielfalt der Therapierichtungen gilt es heute gegen vielfache Angriffe von Seiten einer rein naturwissenschaftlich orientierten Medizin zu verteidigen.

Dazu hat der Verein sich mit mehreren Berufsverbänden zusammengetan, um auf die zunehmenden Beschränkungen für die «Besonderen Therapierichtungen» aufmerksam zu machen.

Ein weiteres Ziel umfasst die Förderung und Unterstützung von anthroposophisch orientierten Initiativen im Gesundheitswesen wie Forschungs- und Ausbildungsstätten, Arbeitsgruppen, Therapeutika und Arztpraxen; diese Tätigkeit wird durch die finanzielle Mithilfe und Spendenfreudigkeit aller Mitglieder und Interessenten ermöglicht.

Die Kraft des Vereins, sich für die Verwirklichung dieser Ziele einzusetzen, hängt von seiner Mitgliederzahl ab. Alle diejenigen, die in einem freiheitlichen Gesundheitswesen und in der Unterstützung und Verbreitung der anthroposophischen Medizin ein wichtiges Anliegen sehen, möchten wir daher dazu aufrufen, dem Verein für Anthroposophisches Heilwesen beizutreten und damit seine Wirkensmöglichkeit zu verstärken!

Kontakt: Verein für Anthroposophisches Heilwesen
Johannes-Kepler-Str. 56, 75378 Bad Liebenzell
Telefon (0 70 52) 93 01-0, Telefax (0 70 52) 93 01-10,
E-Mail: verein@heilwesen.de
Internet: http://www.heilwesen.de

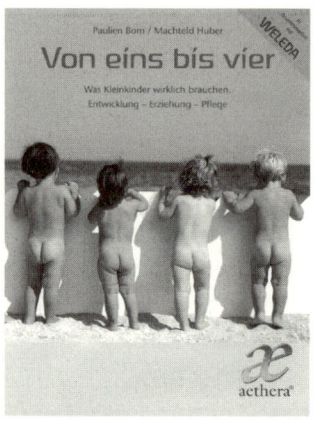

Pauline Bom und Machteld Huber
(Hrsg.)

Von eins bis vier

Was Kleinkinder wirklich brauchen
Entwicklung – Erziehung – Pflege
ca. 170 Seiten, mit zahlreichen
Abbildungen, kartoniert

Dieser Ratgeber versteht sich als praktischer Begleiter durch die vielleicht ereignisreichsten Jahre der Kindheit.

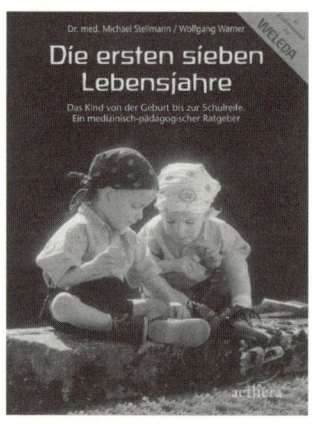

Dr. med. Michael Stellmann/
Wolfgang Warner

Die ersten sieben Jahre

Das Kind von der Geburt bis zur
Schulreife
Ein medizinisch-pädagogischer
Ratgeber
138 Seiten, mit zahlreichen
Abbildungen, kartoniert

Viele Eltern sehen sich durch die rasante Entwicklung ihres Kindes in den ersten sieben Lebensjahren vor täglich neue und beinahe unlösbare Aufgaben gestellt.

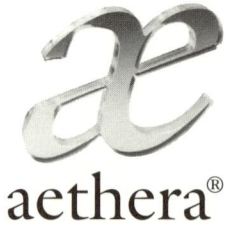

aethera®

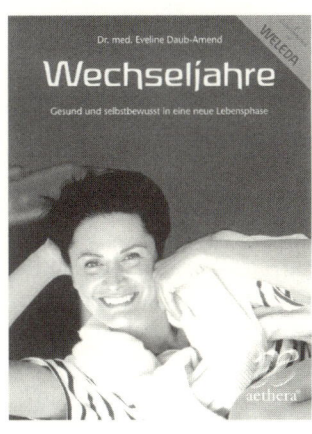

Dr. med. Eveline Daub-Amend
Wechseljahre

Gesund und selbstbewusst
in eine neue Lebensphase
ca. 160 Seiten, mit zahlreichen
Abbildungen, kartoniert

Jeder Wechsel, jede Veränderung ist
mit Ängsten, aber auch mit neuen
Möglichkeiten verbunden. Für Frauen,
bei denen sich die Wechseljahre an-
kündigen, werden die Symptome des
Älterwerdens und der Verlust der
Fruchtbarkeit oft zu Auslösern einer
Lebens- und Identitätskrise.

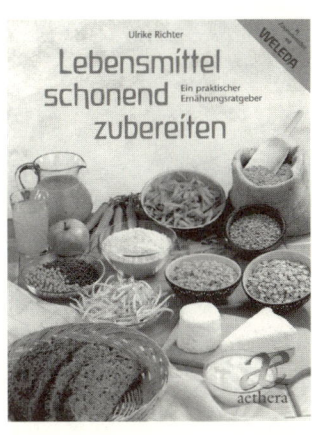

Ulrike Richter
Lebensmittel schonend zubereiten

Ein praktischer Ernährungsratgeber
185 Seiten, mit zahlreichen
Abbildungen, kartoniert

Dieser Ratgeber ist eine sinnvolle und
hilfreiche Anleitung für alle, die Wert
auf gesunde, qualitätvolle und um-
weltschonend zubereitete Ernährung
legen.

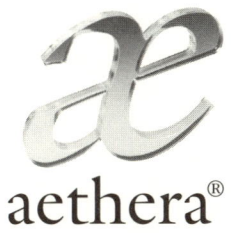

aethera®

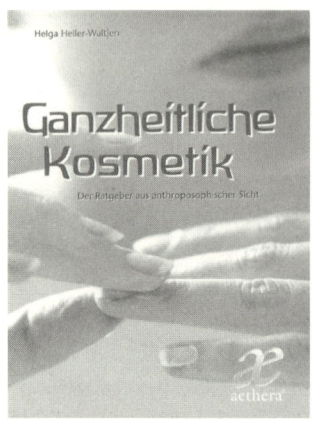

Helga Heller-Waltjen
Ganzheitliche Kosmetik

Der Ratgeber
aus anthroposophischer Sicht
151 Seiten, mit zahlreichen
Abbildungen, kartoniert

In diesem ersten Ratgeber zur Naturkosmetik aus anthroposophischer Sicht gibt die erfahrene Kosmetikerin Helga Heller-Waltjen konkrete Empfehlungen, welche Art der Hautpflege im Sinne eines ganzheitlichen Verstehens von Mensch und Natur hilfreich und sinnvoll ist.

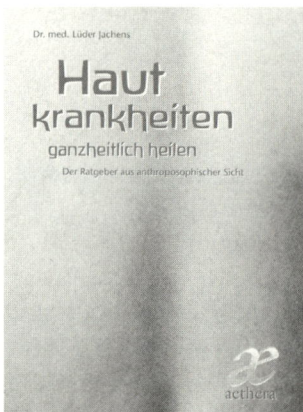

Dr. med. Lüder Jachens
Hautkrankheiten ganzheitlich heilen

Der Ratgeber
aus anthroposophischer Sicht
195 Seiten, mit zahlreichen
Abbildungen, kartoniert

Dieser Ratgeber zu Hautkrankheiten zeigt vom Standpunkt der anthroposophisch erweiterten Medizin, welche Art von Selbstmedikation möglich und welche Behandlung durch den Arzt nötig ist.

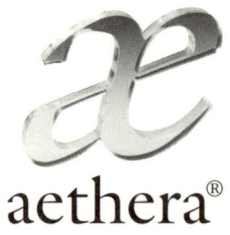

aethera®

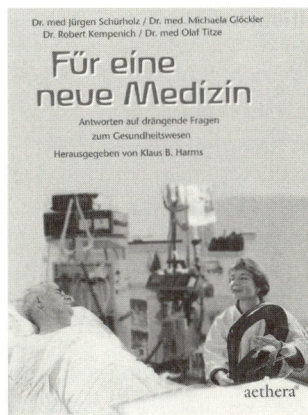

Dr. med Jürgen Schürholz
Dr. med. Michaela Glöckler
Dr. Robert Kempenich
Dr. med. Olaf Titze

Für eine neue Medizin

Antworten auf drängende
Fragen zum Gesundheitswesen
Hrsg. Klaus B. Harms
175 Seiten, mit zahlreichen
Abbildungen, kartoniert

Vier Gespräche vermitteln ein klares und
persönlich engagiertes Bild davon, was
eine anthroposophisch erweiterte Medizin zu den Grundfragen unseres Gesundheitswesens zu sagen hat.

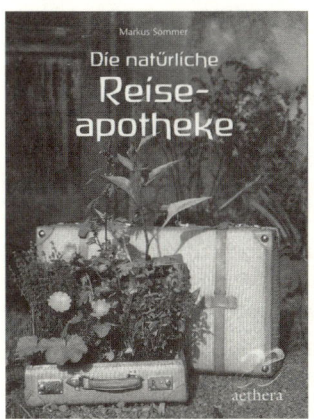

Markus Sommer

Die natürliche Reiseapotheke

103 Seiten, mit zahlreichen
Abbildungen, kartoniert

Wer Naturheilmittel schätzt, wird auch
auf Reisen nicht darauf verzichten wollen. Die anthroposophische Medizin bietet viele bewährte Präparate, mit denen
man die meisten Krankheiten, die unterwegs auftreten, vermeiden oder wirksam
behandeln kann, soweit dies durch
Selbstmedikation möglich ist.

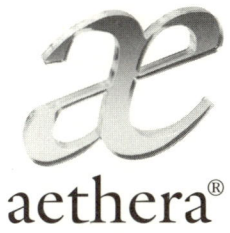

aethera®

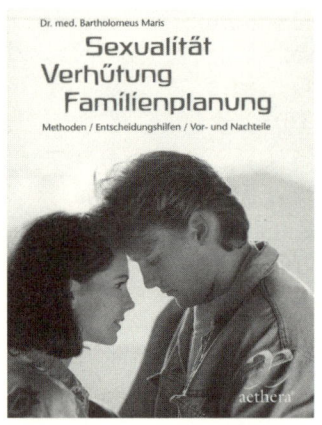

Dr. med. Bartholomeus Maris

Sexualität – Verhütung – Familienplanung

Methoden, Entscheidungshilfen,
Vor- und Nachteile
Ein Ratgeber aus ganzheitlicher Sicht
141 Seiten, mit zahlreichen
Abbildungen, kartoniert

Wird über eine geeignete Methode zur Schwangerschaftsverhütung nachgedacht, steht die Frage nach ihrer Sicherheit meist an erster Stelle. Wer jedoch von Anfang an neben der Zuverlässigkeit auch mögliche Auswirkungen auf Sexualität, Partnerschaft und Familienplanung in seine Überlegungen einbeziehen möchte, findet in diesem Ratgeber eine unentbehrliche Hilfe.

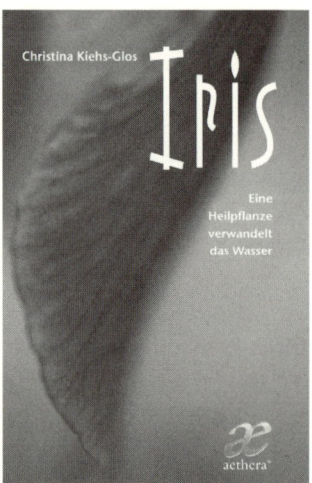

Christina Kiehs-Glos

Iris

Eine Heilpflanze
verwandelt das Wasser
96 Seiten, 85 Farbfotos, gebunden mit
Schutzumschlag

Die Iris ist in der Naturgeschichte ein leuchtendes Beispiel dafür, daß die «Intelligenz» und Schönheit der lebendigen Schöpfung sich nicht nur dazu anbietet, vom Menschen aus wirtschaftlichen und ästhetischen Gründen kultiviert zu werden, sondern ihm auch die Möglichkeit bietet, aus ihr eine neue Erkenntnis abzuleiten, mit deren Hilfe er die Welt und sich selbst geistig zu erfassen lernt.

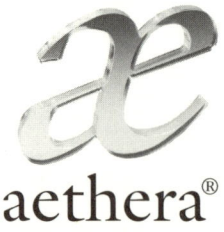

aethera®